CONSIDÉRATIONS

SUR

LA RÉTRACTION

DE L'APONÉVROSE PALMAIRE

PAR

Auguste JEANPIERRE

DOCTEUR EN MÉDECINE DE LA FACULTÉ DE PARIS

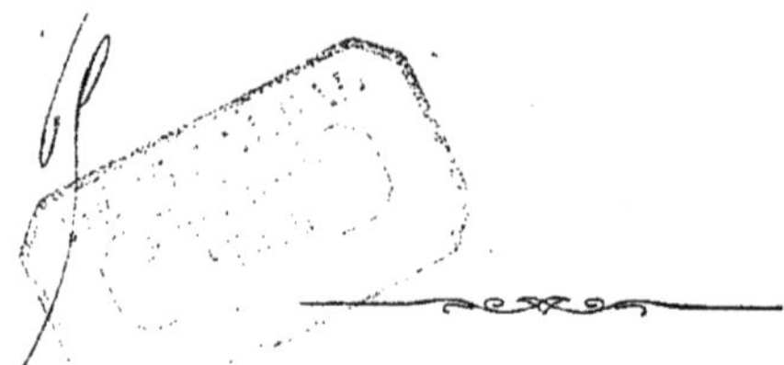

PARIS

ALPHONSE DERENNE

52, Boulevard Saint-Michel, 52

1882

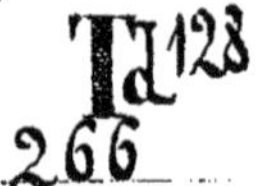

CONSIDÉRATIONS

SUR

LA RÉTRACTION

DE L'APONÉVROSE PALMAIRE

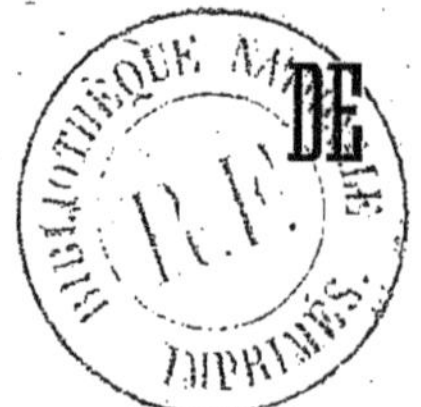

PAR

Auguste JEANPIERRE

DOCTEUR EN MÉDECINE DE LA FACULTÉ DE PARIS

PARIS

ALPHONSE DERENNE

52, Boulevard Saint-Michel, 52

1882

A MES PARENTS

A MES AMIS

A MON PRÉSIDENT DE THÈSE

M. LE PROFESSEUR TILLAUX

A MON AMI LE Dr CH. LABBÉ

Ancien interne des hôpitaux

CONSIDÉRATIONS

SUR

LA RÉTRACTION DE L'APONÉVROSE PALMAIRE

INTRODUCTION

La rétraction permanente des doigts est une de ces affections qui, si elles ne mettent pas la vie en danger, ne doivent pas moins attirer l'attention des chirurgiens sur les inconvénients qu'elles présentent.

Malgré tous les travaux faits sur ce sujet, on ne peut contester que, aujourd'hui encore, les idées ne soient partagées tant sur les causes et la nature que sur le traitement de cette affection. Et si, grâce à un nombre relativement assez considérable de dissections de doigts atteints de rétraction, il y a moins de doute aujourd'hui dans les esprits sur l'anatomie pathologique, il est un point, et ce n'est pas le moins important, sur lequel le désaccord persiste entre les chirurgiens, c'est le traitement. Est-il rationnel, est-il avantageux d'intervenir? Est-ce au contraire tout au moins inutile, quelquefois même nuisible? Telles sont les deux idées en présence desquelles nous nous trouvons.

Un succès opératoire ne dépend pas uniquement du résultat obtenu immédiatement après l'opération ; il faut le considérer à plus longue échéance et savoir si l'amélioration n'a été que passagère, ou si elle est restée définitive ; il faut suivre les opérés pendant un temps suffisamment long pour savoir si il n'y a pas de récidive. C'est malheureusement ce qui n'a pas été fait jusqu'ici dans la plupart des cas de rétraction des doigts. On trouve dans les auteurs des relations de succès opératoires immédiats, mais on néglige de nous dire ce que sont devenus les opérés, et quelles ont été les suites de l'intervention chirurgicale. C'est précisément parce que nous avons eu la bonne fortune de revoir au bout de deux ans un opéré de rétraction des doigts que nous avons pris cette affection pour sujet de notre thèse inaugurale.

On verra en effet, dans l'observation que nous rapportons, que l'amélioration est restée aussi satisfaisante que possible ; la main opérée n'a aucune tendance à se rétracter de nouveau, et son usage est redevenu aussi complet qu'on puisse le désirer. En présence de ce résultat, nous pensons que l'on doit intervenir dans le cas de rétraction des doigts, et nous dirons par quel procédé.

Nous avons jugé intéressant de donner un croquis de l'état de la main antérieur à l'opération et de son état actuel. Un dessin avait été fait avant l'opération ; nous le devons à l'obligeance de notre ami le Dr Ch. Labbé qui a bien voulu nous le communiquer ; qu'il nous permette de le remercier pour ses bons conseils, et pour la bienveillance qu'il n'a cessé de nous témoigner.

Le traitement de la rétraction des doigts est lié d'une manière trop intime à son anatomie pathologique pour que nous n'en disions pas quelques mots. Nous passerons donc en revue dans une première partie les diverses opinions émises sur la nature de cette affection. Nous croyons inutile d'insister sur les symptômes qui sont bien connus, et nous ne dirons que quelques mots de l'étiologie. Dans un second chapitre nous aurons à étudier le traitement et à rechercher à quel procédé opératoire nous devons donner la préférence.

HISTORIQUE

C'est seulement depuis les travaux de Dupuytren que la flexion permanente des doigts a été sérieusement mise à l'étude. Avant ce grand chirurgien, il n'existe que des hypothèses sur la nature de cette maladie. Boyer, avec ceux qui l'ont précédé, la considère comme une affection de la vieillesse ; il la regarde comme causée par une « espèce de desséchement, d'endurcissement, de rigidité du tendon et de la peau » ; la dénomination de *crispatura tendinum* montre bien l'idée qu'il s'en fait ; mais il n'y a de sa part que des conjectures ; il est incertain sur le siège anatomique de la lésion, plus incertain encore sur le traitement.

Dupuytren renverse l'opinion de ses devanciers en montrant que l'affection ne siège nullement dans les tendons fléchisseurs, mais en est au contraire complètement indépendante. S'appuyant sur des dissections qui jusqu'alors n'avaient pas été faites, il conclut que le point de départ de la maladie était dans la tension exagérée de l'aponévrose palmaire, et dans la rétraction des languettes fibreuses qui vont de cette aponévrose sur les côtés des phalanges ; aussi donne-t-il à la maladie le nom de *rétraction de l'aponévrose palmaire*.

M. Rognetta (1), en 1833, réclame pour Sir A. Cooper

1. Lettre sur la rétraction permanente des doigts. — *Gazette médicale* de Paris, 1833, p. 607.

la priorité de ces idées en donnant pour argument le passage suivant, imprimé plusieurs années avant les travaux de Dupuytren :

« Les doigts sont quelquefois contractés de la même manière (que les orteils) par une inflammation chronique des gaînes de l'aponévrose de la paume de la main, arrivée à la suite d'un exercice trop rude de la main en maniant le marteau, la rame, la charrue, etc... Quand le mal dépend de la contraction des gaînes des tendons, il n'y a rien à attendre ni de l'opération, ni d'aucun autre moyen ; mais quand la contraction vient de l'aponévrose, et qu'il n'y a qu'une bande étroite de cette aponévrose qui soit contractée, on peut la diviser avec avantage à l'aide d'un bistouri pointu introduit par une très petite plaie des téguments. Le doigt est alors étendu et maintenu par une attelle dans cette position. »

A. Cooper, avant Dupuytren, avait donc, tout en admettant encore la rétraction des tendons fléchisseurs, soupçonné cette participation de l'aponévrose palmaire et avait même proposé la section sous-cutanée ; mais ce n'était là qu'une simple supposition de sa part, ne reposant sur aucune pièce anatomique. Il n'a fait qu'entrevoir la possibilité de cette lésion sans pouvoir donner la preuve de ce qu'il avançait.

On trouve du reste dans les cliniques de Dupuytren quelques mots qui montrent bien que les idées de Cooper sur cette affection n'étaient pas bien nettes. « Plusieurs praticiens, dit Dupuytren, ont pensé qu'elle (la rétraction) était au-dessus des ressources de l'art. M. le Dr Bennati, consultant A. Cooper pour un italien nommé Ferrari, le célèbre chirurgien anglais lui répondit que la maladie était incurable. On voit qu'à cette époque, la nature du mal ne lui était pas encore connue. »

Quelques années plus tard, Goyrand (1) s'appuyant également sur des dissections minutieuses, essaya de battre en brèche l'opinion de Dupuytren dans un mémoire présenté à l'Académie de médecine en 1833. D'après lui, « cette infirmité n'est point occasionnée par la rétraction des tendons fléchisseurs ou des languettes inférieures de l'aponévrose palmaire, mais par des brides fibreuses de nouvelle formation. » Sanson chargé de faire un rapport sur le mémoire de Goyrand admet également l'opinion de Dupuytren faisant dépendre l'affection de l'aponévrose palmaire, et celle de Goyrand en disant que « la question ne doit pas être tranchée d'une manière exclusive. » Il regarde les brides signalées par Goyrand comme l'endurcissement et la rétraction de prolongements aponévrotiques ou de productions cellulo-fibreuses existant à l'état normal ; il se base sur ce fait, que la dissection montre l'existence des rudiments de quelques-unes de ces brides sur des mains exemptes de l'infirmité en question. Ces languettes ne seraient donc pas anormales, mais « anormalement développées. » Et Goyrand lui-même, dans un second travail présenté à l'Académie l'année suivante, ne tarde pas à se rallier à l'opinion de Sanson.

Déjà un an avant ces deux auteurs, Velpeau, dans la deuxième édition de son Anatomie chirurgicale, avait émis des idées analogues.

1. *Mémoires de l'Acad. roy. de Méd.* T. III, 1834, p. 489.

La rétraction, avait-il dit, ne peut tenir à la crispation de l'aponévrose. Cette aponévrose, en effet, se termine ou se fixe à la base et sur les côtés de la phalange de chaque doigt, tandis que la bride anormale répond toujours au milieu, et se prolonge souvent jusqu'à la troisième phalange de l'appendice affecté. Et tout en reconnaissant à Dupuytren l'honneur d'avoir démontré que l'affection ne siégeait ni dans les tendons ni dans la peau, il trouve que Dupuytren s'est trompé sur la nature des prolongements qu'il a reconnus.

L'opinion de Sanson fut successivement adoptée par Bérard et par Nélaton. « Quant à la nature des brides, dit Bérard (1), que M. Goyrand a d'abord jugées de formation nouvelle, nous croyons devoir avec M. Sanson (rapport sur le mémoire cité) les regarder comme formées par l'endurcissement de languettes fibreuses sous-cutanées qui naissent de l'aponévrose et se maintiennent le plus souvent à l'état rudimentaire. » Nélaton (2), tout en admettant cette manière de voir, admet aussi la participation de la peau à la rétraction, participation, dit-il, qui peut rendre l'opération de Goyrand insuffisante ainsi que la méthode sous-cutanée.

Gerdy (3) pousse plus loin la restriction de Nélaton, il admet que l'altération porte non-seulement sur l'aponévrose et les bandelettes fibreuses hypertrophiées, mais encore sur la peau qui est plus dure, moins extensible, moins mobile, le tissu sous-cutané des doigts qui est épaissi

1. Dictionnaire en trente volumes. Art. *Main*, t. XVIII.

2. Nélaton. *Pathologie chirurgicale*, t. V, p. 934, 1859.

3. Gerdy. *Chirurgie pratique*.

et plus dur, les prolongements de l'aponévrose palmaire et probablement aussi sur les ligaments glénoïdiens.

Malgaigne (1) s'écarte encore davantage de l'opinion de Dupuytren. Regardant les dissections de celui-ci comme incomplètes, il nie toute participation de l'aponévrose palmaire à la rétraction ; il appuie ses idées sur une fausse donnée anatomique : « L'aponévrose, dit-il, va se fixer sur les parties latérales des doigts dont elle contourne la base pour se rendre au ligament métacarpien transverse et inférieur. Je n'y ai jamais vu pour mà part de prolongements qui, de la paume de la main, se rendraient aux phalanges et qui pourraient, par leur induration, donner lieu aux brides médianes que vous voyez sur cette pièce, et que vous verrez sur toutes les pièces du même genre. Ajoutons d'ailleurs que l'aponévrose n'a aucune connexion avec le pouce, qui cependant peut devenir le siège de brides anormales, comme vous le savez, et que les brides pathologiques se prolongent quelquefois jusqu'à la phalangette, tandis que de l'aveu même des anatomistes qui admettent des brides normales, celles-ci ne se prolongent jamais jusque-là. » Les idées de Malgaigne se trouvent réfutées par l'anatomie normale de la région telle que nous la connaissons aujourd'hui.

Telles sont les idées, qui, jusqu'à nos jours, ont été successivement soutenues au sujet de la nature de la rétraction palmaire. Depuis lors, les dissections se sont multipliées, et les connaissances plus complètes de l'anatomie normale ont éclairci les données de l'anatomie pathologique. De

1. Malgaigne. *Leçons d'orthopédie*, recueillies par Guyon et Panas.

nombreux travaux ont été publiés sur ce sujet. Contentons-nous de citer les articles de MM. Polaillon et Ledentu, les dissections de MM. Sevestre et Maslicurat-Lagémard, celles de M. P. Richer, et enfin des thèses, celle de Menjaud, celle de Roque, inspirée par M. Broca, celle de Meillet et de Largillière.

ANATOMIE PATHOLOGIQUE

Dupuytren, avons-nous dit, pratiqua le premier la dissection d'une main atteinte de rétraction. Il en donne le résultat dans ses *Leçons de clinique chirurgicale*. Il enleva soigneusement la peau, et aussitôt les plis et les froncements disparurent ; il vit alors une aponévrose tendue, rétractée, diminuée de longueur, donnant des prolongements, espèces de cordons, partant de sa partie inférieure et se rendant aux côtés du doigt malade ; ces prolongements coupés, les doigts se redressèrent. Les tendons étaient sains, mobiles, polis ; les articulations étaient à l'état normal, ne présentant aucune déformation, aucune altération.

Goyrand eut l'occasion de faire le 3 novembre 1833 l'autopsie, à l'hospice d'Aix, d'un homme de 72 ans ayant à chaque main plusieurs doigts atteints de rétraction permanente. A la main droite, le petit doigt était fortement rétracté, le médius beaucoup moins, et le pouce fixé en opposition avec les autres doigts ; l'annulaire et l'indicateur étaient à l'état normal. A la main gauche, l'annulaire et le médius étaient seuls rétractés. Goyrand disséqua ces deux mains et les présenta à l'Académie de médecine.

« Je disséquai avec soin, dit-il, la face palmaire des mains, et je reconnus que la peau détachée se déplissait et reprenait sa longueur ordinaire ; que les tendons et l'aponévrose palmaire étaient à l'état normal, que les doigts étaient tenus en flexion par des cordons fibreux de nouvelle formation dont les uns, continus d'une part à l'aponévrose palmaire, s'inséraient par leur extrémité inférieure à la gaîne des tendons fléchisseurs ou au bord des phalanges ; d'autres allaient seulement d'un point à un autre de ces bords ou de la face antérieure des gaînes fibreuses. Tous ces faisceaux sont formés de fibres parallèles. Dans l'état frais, ils étaient très résistants, tout à fait inextensibles et avaient la blancheur et l'aspect des ligaments. »

Voyons maintenant comment ont été interprétées les dissections plus récentes.

Observation I

Dissection par M. A. Sevestre (1).

J'aborde maintenant la description de la lésion sur les deux mains que j'ai eues à examiner. Je dois dire d'abord que ces mains étaient déjà mutilées, ayant servi à des exercices de médecine opératoire. Du côté gauche, le médius et l'annulaire, un peu aussi l'index, étaient légèrement fléchis ; l'auriculaire avait été amputé avec le métacarpien correspondant. A droite, il n'y avait plus que l'annulaire, dont la lésion était beaucoup plus avancée que sur les doigts du côté gauche. La première phalange était légèrement fléchie sur le métacarpien et la deuxième phalange sur la première, faisant un angle de 135° environ. La troisième était au contraire dans l'extension complète.

La peau déjà en partie détachée ne paraissait pas, autant qu'il était possible d'en juger, notablement altérée dans sa consistance et son extensibilité ; au-dessous d'elle, et après l'avoir complètement disséquée, on trouvait deux cordons formés par les bandelettes aponévro-

1. *Journal de l'anatomie et de la physiologie normale et pathologique de l'homme et des animaux*, publ. par Ch. Robin, IV année 1867.

tiques plus développées qu'à l'état normal. En suivant ces bandelettes, on voit qu'elles fournissent seulement quelques fibres au niveau de la première phalange, mais qu'elles vont jusqu'à l'extrémité inférieure de la deuxième, sur toute l'étendue de laquelle elles s'insèrent.

Ces bandelettes sont encore renforcées par d'autres fibres indépendantes de l'aponévrose palmaire, et venues soit de la gaîne tendineuse, soit des bords de la première phalange. Elles vont toutes ensemble se terminer à la peau, et surtout sur les bords du tendon de l'extenseur de la troisième phalange. Cette disposition anatomique explique comment, par suite de la rétraction des mêmes fibres, la deuxième phalange est fléchie sur la première, et la troisième étendue sur la deuxième.

L'insertion des brides fibreuses qui partent de la phalange et de la gaîne des tendons montre aussi que, pour obtenir une extension complète, il ne suffit pas de faire une incision au niveau de l'articulation métacarpo-phalangienne, mais qu'on doit la prolonger jusqu'au dessous de l'insertion de ces brides. C'était du reste, le résultat auquel Dupuytren était arrivé empiriquement, lorsque, après avoir fait une incision transversale au-dessus de la racine des doigts, il fut obligé pour ramener le doigt dans l'extension, de faire plusieurs incisions au niveau de la phalange. Il est donc préférable de faire, comme M. Goyrand, une incision longitudinale jusque vers la partie moyenne de la phalange, et de couper les brides fibreuses de chaque côté, d'autant mieux que cette incision longitudinale se réunit beaucoup plus facilement que l'incision transversale de Dupuytren qui est tiraillée dans les mouvements des doigts.

Après avoir coupé ces fibres sur le doigt disséqué, l'extension devint possible, mais ne put encore être complète, ce qui s'explique par la présence d'autres fibres plus profondes et qui s'étendent d'un point de la gaîne tendineuse situé à quelques millimètres au-dessus de l'articulation phalango-phalanginienne à un autre point de la gaîne tendineuse ou de la phalange, situé un peu au-dessous de la même articulation ; mais ces fibres sont peu développées et auraient sans doute cédé facilement à l'extension consécutive à l'opération.

Les ligaments de l'articulation phalango-phalanginienne n'offrent rien de particulier. Ses surfaces articulaires ne sont pas non plus altérées; cependant elles présentent en avant un léger degré d'usure. Aussi, bien que l'extension puisse se faire complètement, après que l'articulation a été isolée et que l'on a seulement conservé un petit faisceau médian des ligaments latéraux, la deuxième phalange revient dans la flexion dès qu'on l'abandonne à elle-même. Les tendons fléchisseurs sont peut-être un peu raccourcis, tout au plus de 1 à 2 millimètres, mais ce raccourcissement est probablement consécutif à la rétraction. Enfin, je dois signaler une petite bourse séreuse qui se trouve au niveau de l'angle saillant de l'articulation fléchie.

En résumé, à quoi était donc due la flexion dans ce cas? Était-ce comme le voulait Dupuytren à une rétraction de l'aponévrose palmaire, ou bien, faut-il admettre avec Goyrand qu'elle était le résultat du développement de fibres nouvelles, ou du moins de fibres indépendantes de l'aponévrose palmaire?

Ces deux causes peuvent être, il me semble, invoquées concurremment. Outre l'hypertrophie des bandelettes aponévrotiques il existait bien évidemment des fibres analogues à celles qu'a décrites M. Goyrand, mais comme on en trouve déjà quelques traces à l'état normal, il est impossible de dire qu'elles se développent de toutes pièces. Elles s'hypertrophient au même titre que celles qui viennent de l'aponévrose palmaire. Il serait intéressant de rechercher quelle est la proportion relative de ces fibres et de celles qui viennent de l'aponévrose dans le cas où c'est l'auriculaire qui est affecté. Cette étude m'a été impossible, attendu que l'auriculaire manquait sur les deux mains que j'ai eues à ma disposition. Cependant, parmi les doigts rétractés qu'a disséqués M. Goyrand, on trouve une fois le pouce et l'auriculaire, et tandis qu'il signale pour les autres doigts des prolongements aponévrotiques, c'est à peine s'il mentionne quelques filaments venant de l'aponévrose pour le pouce et l'auriculaire; c'est peut-être à cela qu'il faut rapporter l'influence attribuée par ce chirurgien au développement des fibres insérées sur la première phalange. »

Observation II

Dissection de M. Blum (1).

X... meurt à la Pitié. Autopsie le 1er novembre 1873. Main droite : flexion du petit doigt dans la paume de la main. Extension impossible. La phalangette est dans l'extension sur la phalangine.

Le malade porte au-dessous du pli articulaire palmaire une cicatrice (opéré par Velpeau).

A la dissection on trouve les fibres nacrées de l'aponévrose avec leur reflet et consistance ordinaire, sauf au bord interne où elles semblent se ramasser pour aller se terminer dans le tissu cicatriciel qui se trouve au niveau de l'incision. Elles se continuent au-delà pour se terminer dans la peau de la face antérieure de la phalange. En détachant l'aponévrose à son sommet et en la disséquant, il devient impossible d'étendre le petit doigt. On n'y parvient qu'en sectionnant la peau et le tissu fibreux sous-jacent placé à son origine.

Côté gauche : l'aponévrose semble plus malade ; elle présente un épaississement fusiforme à son centre. De sa base part une série de languettes séparées par des masses adipeuses.

Une de ces languettes se porte à la commissure qui sépare l'index et le médius, et se termine à la peau. Le malade n'a pas dû en être incommodé ; elle ne se tend que quand on porte ces deux doigts dans l'extension extrême. Une seconde languette volumineuse part de l'aponévrose comme un pont et s'insère à l'extrémité inférieure de la phalange de l'auriculaire ; elle n'a aucun rapport avec les tendons des fléchisseurs. Elle amène une demi flexion de ce doigt sur la paume de la main ; les mouvements de la phalange et de la phalangette sont normaux.

Une troisième languette se termine dans la peau au petit doigt, en envoyant un faible prolongement dans le périoste de la phalange. En

1. Thèse Meillet, 1874.

sectionnant l'aponévrose comme dans l'autre main, on peut la disséquer jusqu'au-delà de la naissance des languettes, sans arriver à redresser l'annulaire; la section des fléchisseurs est inutile; on ne redresse le doigt qu'après avoir coupé le tissu fibreux qui est accolé latéralement au périoste. Adhérence de la peau. Les brides croisent la direction des fléchisseurs. L'extension accentue la bride. Jusqu'au milieu des languettes, la peau se laisse détacher avec assez de facilité; là elle devient plus adhérente. Gaîne des fléchisseurs normale.

Observation III

Dissection de P. Richer (1).

Les deux mains qui font l'objet de la description qui va suivre ont été prises sur le cadavre d'un vieillard, destiné à la dissection, dans l'amphithéâtre des hôpitaux. La lésion est symétrique et portée à un degré presque égal. La déformation n'a guère atteint que l'annulaire qui est rétracté et fléchi dans la paume de la main; son extension complète est impossible. Les autres doigts, quand on abandonne la main à elle-même, demeurent dans un léger degré de flexion, d'autant moins accusé que le doigt est éloigné de l'annulaire. Les articulations ne sont pas déformées, il n'y a pas d'atrophie des muscles et il n'existe en aucun endroit de la peau des traces de cicatrices.

Main gauche. — Les deux éminences thénar et hypothénar ont leur relief normal et la peau qui les recouvre est saine. L'altération porte sur le creux de la main et sur la saillie transversale qui le limite inférieurement, et qui répond aux articulations métacarpo-phalangiennes. Le creux de la main est traversé obliquement par un relief analogue à celui que fait sous la peau le tendon d'un muscle contracté, et qui partant de la racine de l'annulaire, vient mourir vers le talon de la main. Le pli palmaire inférieur, ou pli de la flexion des doigts,

1. *Bulletin de la Société anatomique de Paris.* Année 1877. Séance de mars.

est fortement accusé, surtout de chaque côté de la saillie longitudinale que je viens d'indiquer. Il occupe sa place habituelle, peut-être est-il vers son milieu, un peu attiré en haut. Mais il n'en est pas de même du pli digito-palmaire, qui, au niveau de l'annulaire, se rapproche du pli palmaire inférieur, au point que l'espace qui sépare ces deux plis en est à cet endroit rétréci de plus de moitié. Il en résulte que le doigt annulaire, vu par sa surface palmaire, paraît remonté et semble engagé dans la paume de la main. La peau soulevée par la corde de l'annulaire est adhérente, calleuse et sillonnée de plusieurs plis transversaux peu profonds.

La peau de l'*annulaire* n'est le siège d'aucune induration. La flexion forcée de ce doigt porte uniquement sur l'articulation métacarpo-phalangienne. La phalange forme avec le métacarpe un angle presque droit. Quand on cherche à l'étendre, on fait saillir davantage la corde qui la relie au creux de la main. La phalangine est également fléchie sur la phalange, la phalangette dans une situation différente, intermédiaire entre la flexion et l'extension; mais ces deux derniers segments du doigt se laissent facilement étendre et ont conservé toute la liberté et l'intégrité des mouvements communiqués.

L'*auriculaire* ne peut être étendu complètement. A son niveau, la saillie transversale inférieure de la paume de la main est sillonnée de plis obliques et profonds. Elle est le siège d'une légère induration, d'où part une corde sensible seulement au toucher et dans l'extension forcée du doigt, et qui va rejoindre obliquement la corde de l'annulaire.

Le *médius*, comme l'auriculaire, ne peut être ramené à l'extension complète; mais le mouvement dans ce sens paraît être limité par la seule lésion de l'annulaire. Dans ce mouvement, en effet, la traction s'opère par l'intermédiaire de la commissure interdigitale qui est très tendue sur la corde de l'annulaire, un peu attiré alors vers le médius. Cependant, à son niveau, on trouve un peu au-dessous du pli palmaire inférieur, quelques dépressions linéaires, peu accusées, dessinant plusieurs petits quadrilatères irréguliers, où la peau adhère aux parties profondes et paraît être le siège d'induration.

L'extrémité externe du pli palmaire inférieur, qui répond à l'index, présente quelque chose d'analogue dans l'extension forcée de ces deux derniers doigts ; les dépressions cutanées que je viens de signaler s'accentuent.

Le pouce est entièrement sain.

Dissection. — En détachant la peau, on remarque qu'elle adhère très intimement à l'aponévrose palmaire, au niveau de la corde de l'annulaire et des indurations qui correspondent aux autres doigts. En ces points, le tissu graisseux interposé entre le derme et les tissus fibreux de l'aponévrose n'existe plus ; il est comme refoulé sur les côtés, où il soulève la peau et contribue à former des saillies qui limitent les enfoncements. La peau ainsi séparée a conservé son extensibilité ; elle garde l'empreinte des parties profondes, mais elle n'est pas épaissie, et ne paraît pas altérée dans sa structure.

On retrouve, facilement, les divers faisceaux de fibres qui constituent à l'état normal l'aponévrose palmaire, mais ils sont diversement modifiés.

Le pli palmaire fait défaut. Le faisceau longitudinal qui répond à l'annulaire présente au-dessus du point qui correspondait au pli palmaire inférieur un renflement fusiforme, d'aspect dépoli, de consistance très dure. De la partie inférieure de ce renflement part une corde ligamenteuse qui va se rendre à la base du doigt rétracté, et dont les fibres se comportent d'une façon différente dans leur mode de terminaison. Celles du milieu se rendent à la face profonde de la peau de la première phalange. Elles répondent aux bandelettes cutanées qui ne descendent pas habituellement aussi bas et se terminent dans la peau de la paume de la main au niveau du pli palmaire inférieur et un peu au-dessous. Sur les côtés les fibres s'écartent un peu pour gagner les bords de la phalange, où elles semblent se confondre avec le tendon des interosseux et des extenseurs. Ces fibres latérales représentent les fibres digitales de l'aponévrose palmaire qui, le plus souvent, sont peu développées. Ici, elles ont l'aspect d'un petit ligament falciforme, à bord antérieur libre, légèrement concave, et à bord postérieur adhérent à l'os et aux tendons extenseurs. L'angle inférieur est comme prolongé par un faisceau plus grêle, qui descend jusqu'au niveau de la phalangine, où ses fibres se terminent en éventail, dans le tissu fibro-graisseux de la région. Ce dernier faisceau se trouve situé plus près de la face palmaire que de la face dorsale, et sa traction amène la flexion de la phalangine.

Les trois autres faisceaux longitudinaux paraissent un peu épaissis à leur partie inférieure au niveau du pli palmaire inférieur et un peu au-dessous, où leurs adhérences à la peau sont plus étendues qu'à l'état normal. Ils sont tendus, formés de fibres resplendissantes et qui ne présentent pas d'épaississement comparable à celui que nous avons décrit sur le faisceaux de l'annulaire.

La bandelette transversale inférieure qui limite par en haut les espaces destinés aux nerfs et aux vaisseaux est très apparente.

Elle adhère étroitement à la corde de l'annulaire à 5 ou 6 millimètres au-dessous du renflement décrit.

Quant aux fibres longitudinales de Gerdy, qui sous tendent les commissures des doigts, on les retrouve normales entre l'index et le médius, mais elles apparaissent beaucoup plus nombreuses et tendues dans les deux autres commissures qui vont du doigt rétracté au médius et a l'auriculaire. Elles correspondent au pli digito-palmaire, que nous avons vu reporté sur l'annulaire plus haut que de coutume, de façon qu'à ce niveau, elles ne sont pas éloignées de la bandelette transversale inférieure. Elles adhèrent au cordon rétracté et y relient le médius, qu'elles attirent légèrement. Enfin les adhérences qui existent entre l'aponévrose palmaire et la gaîne des tendons, au niveau des têtes métacarpiennes, sont très accusées.

Au-dessous de l'aponévrose, tous les tissus sont sains. Les tendons, celui de l'annulaire comme les autres, jouent librement dans leurs gaînes. Ils ne sont ni rétractées, ni adhérents. Les articulations des doigts sont normales; toutefois les surfaces cartilagineuses sont un peu érodées.

Main droite. — La main droite est atteinte de la même façon que la main gauche, à un degré un peu moindre. A part les indurations et dépressions légères qui, sur la main gauche, répondent aux doigts non rétractés, et qui semblent être le commencement de l'extension du mal aux autres doigts, la déformation de la main droite est identique. Flexion semblable de l'annulaire avec saillie sous forme de corde qui le rattache aux creux de la main; mêmes irrégularités et indurations de la peau.

Quant aux altérations pathologiques, elles rappellent exactement celles de la main gauche, et l'aponévrose palmaire, altérée seulement sur le trajet des fibres qui vont à l'annulaire, présente le même noyau induré et une terminaison semblable de ses fibres à la peau de la phalange et sur les côtés du doigt. J'ajouterai que les deux articulations du coude du même sujet offraient les lésions de l'arthrite sèche, ostéophytes dans les ligaments latéraux et usures des cartilages. Pas de lésions goutteuses.

Examen histologique. — Des coupes ont été faites dans le sens transversal et longitudinal, sur la portion rétractée et épaissie de l'aponévrose, sur le faisceau longitudinal de la même aponévrose et sur le même faisceau d'une aponévrose palmaire complètement saine.

Elles ont été préparées de la même façon, colorées par le picro-carminate et la purpurine, et montées dans la glycérine. Leur examen comparatif a montré partout la même structure des faisceaux tendineux. Ils sont seulement plus serrés et bien plus nombreux dans le cordon rétracté. Les fibres élastiques qui se rencontrent sur les préparations de l'aponévrose normale entre les faisceaux tendineux sont peut-être un peu plus nombreuses et plus volumineuses sur le faisceau rétracté.

J'ai fait également des coupes de la peau aux points où elle adhérait aux parties fibreuses et paraissait indurée ; sa structure n'est nullement modifiée.

Résumé. — 1° L'aponévrose palmaire seule est altérée ; 2° l'altération a envahi les deux aponévroses palmaires et est symétrique ; 3° Elle coïncide avec les lésions du rhumatisme articulaire chronique ; 4° l'examen histologique ne révèle aucune trace d'inflammation dans les parties rétractées.

Observation IV

Endocardite végétante des valvules mitrale et tricuspide. — Rétraction de l'aponévrose palmaire par traumatisme par, Ch. Rémy.

Le même homme portait une affection des mains désignée sous le nom de rétraction de l'aponévrose palmaire.

Les deux mains étaient atteintes de cette lésion, mais inégalement. A la main droite, les deux derniers doigts annulaire et auriculaire étaient fléchis dans la paume de la main et ne pouvaient être étendus, même en déployant une grande force. La phalange restait fléchie sur la paume de la main, et la phalangine était fléchie à angle très aigu sur la phalange. La phalangette jouissait de tous ses mouvements.

Dans la paume de la main, les plis étaient altérés vers l'éminence hypothénar, et on observait dans la peau des enfoncements indiquant des rétractions inégales de certaines brides fibreuses de l'aponévrose palmaire. La main gauche présentait une semblable lésion du doigt annulaire, certain degré de courbure du doigt auriculaire et les mêmes signes sur la paume de la main.

La chose intéressante dans ce fait, est que la cause de cette rétraction a été nettement indiquée. La cause est traumatique. Cet homme poussait devant lui une charrette à bras, communément employé dans son métier. Il y a cinq ou six ans, la pression des brancards de la charrette lui produisit des ampoules qui suppurèrent en décollant l'épiderme, et c'est à la suite de cette lésion superficielle que la rétraction de l'aponévrose palmaire débuta.

La dissection de la main gauche, que j'ai mise sous les yeux de la Societé, fait voir que la lésion porte uniquement sur l'aponévrose palmaire qui est épaissie dans sa portion palmaire. Sur les doigts qui ne sont pas rétractés, elle s'unit sans ligne de démarcation par quelques fibres aux gaînes des tendons fléchisseurs des doigts. Mais sur le doigt annulaire rétracté, on voit se détacher du bord inférieur de l'aponévrose, deux cordons qui se portent parallèlement aux bords latéraux de la phalange, mais sur un plan antérieur d'un centimètre, et vont s'insérer un peu au-dessous des tubercules latéraux de la phalangine par un premier faisceau, et à l'extrémité inférieure des bords de la même phalangine par un deuxième faisceau. Une mince aponévrose relie ces cordons fibreux au bord des os, formant ainsi une gouttière profonde au fond de laquelle glissent intacts les tendons des fléchisseurs.

Observation V

Flexion permanente de l'auriculaire gauche par rétraction de l'aponévrose palmaire chez un cocher. — Rhumatisme ancien. — Pneumonie, mort, dissection (Thèse Largillière 1878).

Baude François, 79 ans, admis à l'hospice de Bicêtre comme rhumatisant, entre dans le service de M. Bouchard, le 19 janvier 1878 pour une pleuro-pneumonie.

Au moment où nous l'examinons (15 fév.) il est dans un état grave et la mort survient quelques jours plus tard, le 24 février.

Il a toujours été cocher, et, dans sa jeunesse, il servait en cette qualité à la cour du roi Charles X.

Les deux mains sont dures et calleuses, mais l'auriculaire gauche mérite une mention spéciale ; il fait en effet avec le grand axe de la main un angle très marqué et la deuxième phalange est fortement fléchie sur la première. Les deux angles correspondants sont d'environ 120°. La phalangette est libre de tous ses mouvements sur toute l'étendue de la face palmaire de la première phalange, la peau est soulevée par une bride longitudinale évidemment spontanée, et que l'on ne tarde pas à perdre sur le côté interne de la première articulation interphalangienne ; cette bride est rubanée d'une largeur de 4 millimètres et s'exagère par l'extension ; elle plonge bientôt sous le sillon digito-palmaire au-dessus de laquelle le doigt seul peut l'accompagner, se dirige obliquement en haut et à gauche, et se termine insensiblement au niveau du tiers supérieur de la paume de la main.

L'*annulaire* paraît absolument intact. Trois sillons superficiels et transversaux, croisent la bride longitudinale.

Le plus inférieur qui est aussi le plus profond correspond au sillon digito-palmaire. Le suivant est situé à quelques millimètres plus haut. Le troisième correspond au sillon palmaire inférieur. Ces deux derniers sont très nettement à concavité inférieure et s'interrompent sur le trajet de la bride aponévrotique.

En ces divers points, la peau présente une sécheresse, une dureté spéciale, elle est comme parcheminée, et telle est son adhérence aux parties profondes qu'il est impossible de la pincer; cette dernière remarque s'applique également aux téguments de la base de l'annulaire, et la peau ne reprend toute indépendance qu'à la partie supérieure de la paume de la main.

Le malade presque mourant, ne peut nous donner des détails sur l'évolution du mal, il peut néanmoins nous assurer que la lésion est très ancienne, que depuis très longtemps elle est restée stationaire et il l'attribue au frottement des rênes.

Nous portons le diagnostic : Rétraction de l'aponévrose palmaire ayant entraîné la flexion permanente de l'auriculaire, et voici ce que nous constatons à l'autopsie :

Dissection faite par M. Méricamp, interne de Bicêtre. La peau est détachée de haut en bas. Sur toute cette portion de la paume de la main qui correspond au médius et à l'index, elle se laisse très facilement enlever, sur l'autre partie, au contraire, elle est fortement adhérente et demande pour ainsi dire à être sculptée à sa partie inférieure principalement; et encore n'y réussit-on qu'avec peine et au prix de plusieurs déchirures.

La peau une fois détachée, on peut l'étaler librement, et les sillons qui la croisaient s'effacent aussitôt. Si on examine de plus près, on voit qu'elle est très épaisse en certains points, mince sur d'autres, là surtout où les adhérences étaient le plus considérables, avec l'aponévrose sous-jacente.

L'aponévrose palmaire mise à nu nous présente les particularités suivantes :

La moitié *externe*, celle qui correspond au médius et à l'index, est mince, brillante, nacrée. La direction de ses fibres est évidente ; en un mot elle est normale.

La moitiè *interne*, au contraire, est grisâtre et terne, d'une épaisseur au moins triple de la première, et c'est d'elle que nous avons seulement à nous occuper. De la partie inférieure partent à angle aigu deux prolongements entre lesquels apparaissent les trous d'origine des vaisseaux et nerfs collatéraux internes de l'annulaire et externes de l'auriculaire. L'un aplati, rubané, de 4 millimètres de largeur se dirige vers l'*annulaire* et se perd dans la peau 1 centimètre avant d'avoir atteint le sillon digito-palmaire. L'autre, en forme de cordon, se dirige vers l'*auriculaire*. Il présente tout d'abord deux renflements ovalaires, et, arrivé dans le voisinage du sillon digito-palmaire, il se bifurque à son tour ; de ses deux prolongements, l'un externe, mince et court, d'un millimètre de diamètre, plonge au-dessous des vaisseaux et nerfs collatéraux et se perd rapidement sur le côté externe de la première phalange ; l'autre d'une épaisseur de 3 à 4 millimètres, renflé d'intervalle en intervalle, d'une longueur de 4 centimètres passe en avant du paquet vasculo-nerveux dont il croise la direction et se perd au niveau de l'extrémité inférieure de la deuxième phalange.

Entre les deux apparaît le fléchisseur du doigt entouré de sa gaîne. Les ligaments latéraux des petites articulations du doigt et des doigts voisins sont épaissis, les cartilages rugueux.

Il est donc bien évident que la lésion ne siège pas dans les tendons fléchisseurs comme le croyaient les anciens ; la clinique et les autopsies l'ont suffisamment démontré. Aussi est-il inutile, croyons-nous, d'insister sur ce point. Dans les différentes dissections qui précèdent, nous voyons qu'il existe constamment des brides pathologiques, brides dont le nombre et le siège diffèrent suivant les cas ; mais où les auteurs ne sont plus d'accord, c'est lorsqu'il s'agit de déterminer la nature de ces brides, de savoir si elles déterminent à elles seules la rétraction des doigts, ou si d'autres éléments indépendants de l'aponévrose y concourent d'une manière appréciable. En présence de ces diverses opinions, nous devons nous poser les questions suivantes :

1° La lésion siège-t-elle uniquement dans l'aponévrose? (Dupuytren).

2° Les brides sont-elles de nouvelle formation? (Goyrand).

3° Résultent-elles au contraire de l'épaississement de fibres existant à l'état normal? (Sanson).

4° La peau est-elle en même temps altérée? (Gerdy).

5° Enfin l'aponévrose est-elle intacte, et la lésion siège-t-elle dans les couches profondes du derme? (Malgaigne).

Voyons donc quelles sont celles des parties constituantes de la paume de la main qui, par leur altération, peuvent entraîner la rétraction des doigts.

1° *Peau et tissu cellulaire sous-cutané.* — Les autopsies montrent que la peau, altérée suivant quelques auteurs, est saine dans la grande majorité des cas. Dupuytren et Goyrand l'avaient vu ; les observations modernes sont venues confirmer cette idée. « La peau, dit Dupuytren, ayant été enlevée dans toute l'étendue de la paume de la main et de la face palmaire des doigts, les plis, les froncements qu'elle offrait disparurent entièrement. » Il résulte donc de là que la peau était étrangère à la rétraction. Goyrand s'exprime d'une façon plus nette encore : « Je disséquai avec soin, dit-il, la face palmaire des mains, et je reconnus que la peau détachée se déplissait et reprenait sa longueur ordinaire ». Nous croyons inutile de multiplier les citations à ce sujet ; il suffit de se reporter aux observations qui précédent, et en particulier à l'observation III dans laquelle on voit que le microscope n'a révélé aucune modification de structure.

M. le professeur Richet, reprenant les idées de Gerdy, a démontré que la modification pathologique s'étend à tous les tissus qui ont pour base la fibre albuginée, tissus qui existent précisément dans la main en grande abondance. D'après lui, la peau participerait donc à la rétraction. Sans vouloir contester entièrement l'opinion de M. Richet, nous croyons toutefois que l'existence d'une modification pathologique de la peau capable d'entraîner la rétraction des doigts, ou du moins d'y participer d'une manière appréciable, est loin d'être démontrée dans la majorité des cas. Presque toujours en effet, il est noté, comme dans les observations de Dupuytren et de Goyrand, que la peau, une fois détachée des parties sous-jacentes, jouit de sa souplesse et de son extensibilité normales.

Il existe, il faut le dire, une altération très curieuse de la peau dans certains cas de rétraction des doigts, altération décrite par Malgaigne chez les ouvriers qui gâchent le plâtre. Bien que ces cas de rétraction forment pour ainsi dire un groupe à part et semblent indépendants de l'affection qui nous occupe, il nous paraît utile de rapporter cette observation de Malgaigne, observation d'autant plus intéressante du reste qu'elle nous donne en même temps la relation d'une opération de Dupuytren sur le sujet en question.

Observation VI

Flexion forcée de tous les doigts de la main droite. — Rétraction présumée de l'aponévrose palmaire. — État particulier de la peau. — Section des brides. — Guérison (1).

Joseph Marcelet, maçon, âgé de vingt-deux ans, entré à l'Hôtel-Dieu le 28 novembre, est couché salle Sainte-Marthe, n° 53. Il présente une rétraction plus ou moins forte de tous les doigts de la main droite. Il raconte ainsi l'origine de son mal. Vers l'âge de onze à douze ans, il avait la main droite aussi libre que la gauche, lorsqu'un jour occupé à piocher la terre, et se servant surtout de cette main, il ressentit une vive douleur et un craquement au dos du poignet, vers la deuxième rangée du carpe; une forte enflure suivit aussitôt. Cette espèce de foulure dura 3 à 4 jours ; dès lors les doigts ne se redressèrent plus comme à l'ordinaire, et leur flexion forcée s'accrut insensiblement. Depuis un an, les progrès ont été plus considérables. Il est maintenant compagnon maçon ; il bat le plâtre, le gâche et le porte. C'est toujours la main droite qui est la plus occupée. Voici dans quel état est cette main.

La peau de toute la face palmaire est rugueuse, dure, épaissie, comme changée de nature, et même, entre le pouce et l'index, le tissu inodulaire est tellement évident qu'on incline à croire au premier abord qu'il y a eu là quelque brûlure, ou du moins quelque ampoule ; mais le malade nie jamais avoir éprouvé rien de semblable. Tous les doigts sont fléchis, mais inégalement ; s'il cherche à les étendre lui-même, la flexion, plus forte au petit doigt, diminue par degrés pour chacun des autres jusqu'à l'indicateur ; si on force l'extension, on trouve que le médius est le plus bridé de tous. Le pouce participe à la rétraction générale.

1. *Gazette médicale de Paris*, 1833. *Revue de la Clinique chirurgicale* de M. Dupuytren durant les mois de décembre et de janvier, page 112.

Pour mieux arriver à la détermination des causes, nous avons d'abord comparé les deux mains en les fléchissant au même degré et en les mesurant par la face dorsale. La peau offre le même aspect et les mêmes plis sur toute cette face, à l'une et à l'autre main ; la longueur du métacarpe et des doigts est à peu près la même ; il y a un léger avantage en faveur de la main droite, comme cela existe d'ordinaire.

Le carpe, au lieu où le malade dit avoir eu sa foulure, ne présente rien à noter ; il assure toutefois y sentir de temps en temps quelques craquements dans ses mouvements. Restait donc la face palmaire où Dupuytren avait diagnostiqué une rétraction de l'aponévrose. Or, en forçant l'extension du pouce, on sentait comme une corde tendue sous la peau, allant de l'éminence thénar au côté externe de la phalange. Pour l'indicateur, nulle corde sous-cutanée. Pour le médius deux cordes : l'une allant droit au pouce, l'autre remontant vers le poignet. Pour l'annulaire, deux cordes se dirigeant comme celles du médius ; pour le petit doigt, aucune.

Ainsi la corde pathognomonique manquait pour deux doigts ; elle existait pour le pouce qui, d'après l'anatomie, n'aurait pas dû en avoir et parmi les quatre cordes du médius et de l'annulaire, il y en avait deux transversales insolites : celles qui se rendaient au pouce. Cependant, quoique à un moindre degré, la rétraction produisait à tous les doigts les mêmes effets ; si l'on étendait le petit doigt en entier, la phalange se portait en avant de la tête de l'os métacarpien ; si l'on étendait la phalange seule en la fixant en arrière sur son métacarpien, la phalangette et la phalangine étaient fléchies ; si on redressait la phalangine, la phalangette restait fléchie encore. Il en était de même à tous les doigts. Enfin, il faut ajouter que les cordes tendues n'étaient nullement distinctes de la peau, et qu'en les admettant formées par l'aponévrose il devait donc y avoir entre elles et la peau d'intimes adhérences.

Mais la peau elle-même n'était-elle pour rien dans cette rétraction ? En comparant la paume de la main droite avec celle de la main gauche, nous trouvâmes que la première, au lieu de trois plis transversaux, n'en avait conservé qu'un seul, le plus inférieur. Le pli qui sépare la paume des phalanges descendait très bas sur celles-ci comme on verra tout à l'heure ; et cependant sa longueur étant mesurée de ce pli, vers la racine du médius, jusqu'au pli principal du poignet, les doigts étant d'abord étendus autant que possible, il y avait trois lignes de moins à droite qu'à gauche. C'était donc *un pouce* que la peau rétractée avait perdu en ce sens. Cette rétraction ne s'exerçait guère que sur la peau de la paume et celle de la phalange ; la peau du reste du doigt avait à peu près sa longueur naturelle. Il en était de même aux autres doigts ; ainsi la face palmaire phalangienne de l'index avait un pouce du côté sain, et moins de cinq lignes du côté malade, et ainsi des autres.

Alors, observant mieux, nous trouvâmes que ce qui tenait surtout le pouce fléchi, c'est qu'il ne pouvait pas s'écarter des autres doigts auxquels le retenaient les brides signalées. En l'écartant le plus possible du médius à droite et à gauche, nous obtînmes du côté sain un intervalle de trois pouces ; du côté malade, seulement 18 lignes. La peau avait donc perdu 18 lignes en ce sens. Or, en se rétractant, elle s'était durcie et épaissie ; de là les brides. Chose pareille avait lieu entre tous les doigts ; le pli cutané qui va de l'un à l'autre était plus dur, plus rétréci, plus épais à la main droite. Bien plus, les rétractions agissant sur le tissu cutané comme sur le tissu inodulaire pur, ce repli tendant sans cesse à se rétracter, se rapprochait de l'extrémité des doigts ; il descendait de trois lignes plus bas à droite qu'à gauche.

Pour compléter ces détails, ajoutons que le matin, avant de se mettre au travail, le malade sentait sa main et aussi son poignet tout roides, avec une légère douleur en arrière du poignet ; cette raideur disparaissait en partie une fois qu'il s'était, selon son expression, échauffé à travailler. Depuis longtemps, *il ne sue plus de cette main.*

On lui fit prendre pendant plusieurs jours des manuluves émollients pour tâcher de rendre à la peau une partie de sa souplesse ; puis M. Dupuytren procéda à la section des brides. On fit trois incisions dirigées à peu près transversalement, savoir : deux sur les cordes roides qui allaient du médius et de l'annulaire au poignet ; et la troisième sur les brides étendues de ces deux doigts au pouce. Alors, avec un certain effort l'extension put avoir lieu ; on pansa les incisions à plat, et la main fut assujettie sur une palette de bois. Aucun accident ne suivit, et la cicatrisation fut assez prompte ; elle avait lieu au moyen d'un tissu inodulaire de formation nouvelle qui laissait écartées les lèvres de l'incision de cinq à six lignes.

Mais quand la cicatrisation fut complète, la main, par suite de l'extension forcée, avait toutes ses articulations roides ; la flexion était impossible. On reprit l'usage des manuluves longtemps prolongés, sans abandonner, après l'issue du bain, l'emploi de la palette. Les articulations s'assouplirent ; la flexion et l'extension revinrent presque à l'état naturel, et le malade est sorti en parfait état dans les derniers jours de janvier. Toutefois, M. Dupuytren lui a recommandé d'appliquer de temps en temps la palette pour combattre la tendance bien connue du tissu inodulaire à la rétraction ultérieure.

La peau, dans certains cas, peut donc participer à la rétraction. Dans l'observation précédente, elle semblait avoir changé de nature et s'être transformée en tissu inodulaire. Mais cela se rencontre surtout, et on peut même dire uniquement, chez les ouvriers qui se livrent à des travaux manuels violents, et dont les mains sont constamment exposées à des substances irritantes. On peut alors constater un raccourcissement de la peau, des durillons, des callosités, altérations pouvant exister indépendamment de la rétraction palmaire, et capables à elles seules, lorsqu'elles sont portées à un degré assez avancé, de rendre impossible le redressement complet des doigts. Jamais cependant, lorsqu'elles existent indépendamment de toute autre lésion, elles n'amènent une rétraction aussi prononcée que dans l'affection qui nous occupe. C'est dans ces cas également que l'on a noté l'absence de sueurs à la paume de la main.

On trouvera plus loin deux observations (obs. VIII et IX) dans lesquelles la participation de la peau à l'affection pourrait tout d'abord être admise. Toutefois, cela ne serait qu'une simple supposition, puisque l'on n'a pas fait d'examen anatomique. Mais nous sommes porté à croire que dans ce cas la peau était restée indemne. Ne pourrait-on pas, en effet, rapporter la déchirure des téguments à l'insuffisance du procédé opératoire ?

La section sous-cutanée, comme nous le dirons à propos du traitement, ne permet pas de sectionner d'une manière complète les nombreux tractus qui vont de la peau à l'aponévrose. Et si après la section sous-cutanée on n'a pu obtenir le redressement des doigts sans déchirure à la peau, ne se peut-il pas que cette déchirure soit due à quelques-uns de ces tractus ayant échappé à la section ?

La peau est en effet très adhérente à l'aponévrose palmaire, surtout au niveau des cordes et des plis ; elle est reliée par de nombreux tractus dont on trouve les traces à l'état normal, mais qui sont considérablement hypertrophiés sur les mains atteintes de rétraction ; aussi est-on quelquefois obligé de sculpter en quelque sorte lorsque l'on fait une dissection de ce genre. Mais ce fait n'implique aucunement l'idée d'une modification pathologique dans sa structure, puisque aussitôt dégagée des parties sous-jacentes, elle a conservé son extensibilité et sa souplesse.

Il existe en outre une lésion dans les tissus sous-cutanés qui a été en Allemagne le point de départ d'une théorie pour expliquer la pathogénie de la rétraction des doigts ; il s'agit de la disparition de la graisse au niveau des points affectés. Cette disparition du tissu graisseux interposé entre le derme et les tissus fibreux de l'aponévrose a été bien signalée dans l'observation I. Voici comment Madelung de Bonn, s'appuyant sur cette particularité, explique la production de la rétraction. La disparition des pelotons graisseux compris entre les tractus fibreux rigides de l'aponévrose palmaire et les nombreux prolongements qu'elle envoie à la peau, disparaissent pour deux causes : l'âge et les traumatismes. Le rôle de cette graisse est, comme à beaucoup d'endroits du corps, de tempérer la pression à laquelle les tissus sont soumis; or, la graisse n'existant plus, certains points de la paume de la main, plus exposés que d'autres, peuvent être lésés par des pressions fréquentes ; c'est le cas au niveau des têtes des métacarpiens et des tendons fléchisseurs. Sous l'influence de pressions répétées, le tissu cellulaire, qui n'est plus suffisamment garanti, s'enflamme chroniquement ; il y a hyperplasie des cordons fibreux, puis une rétraction qui entraîne la flexion permanente des doigts.

2e *Aponévrose*. — Les dissections montrent que la plupart des cordons maintenant les doigts dans la flexion sont formés par l'aponévrose palmaire ; il n'y a plus de doute à ce sujet ; mais sont-ils formés par l'aponévrose seule, ou bien faut-il admettre l'hyperplasie d'autres fibres indépendantes de cette aponévrose ? Nous pensons que ces deux causes peuvent être invoquées concurremment et que, outre l'hypertrophie incontestable de bandelettes aponévrotiques, il existe aussi des fibres analogues à celles qu'a décrites Goyrand et auxquelles il faisait jouer le rôle principal dans la rétraction. Ces fibres ont été bien indiquées dans l'Observation I. Mais il faut avouer cependant qu'on ne les rencontre pas toujours et que dans certains cas on ne trouve que les lésions seules de l'aponévrose ; dans d'autres circonstances au contraire elles, paraissent participer pour la plus grande partie à la rétraction ; c'est peut-être ce qui avait lieu dans l'Observation XIII, car on vit nettement pendant l'opération que l'aponévrose ne prenait qu'une faible part à la lésion.

Avant les connaissances précises que nous avons aujourd'hui de l'aponévrose palmaire, l'argument favori des auteurs qui niaient toute participation de cette aponévrose à la rétraction était la flexion du pouce. Dupuytren en effet a vu deux fois le pouce fléchi, Goyrand une fois ; Malgaigne en a observé un quatrième cas ; M. Polaillon en cite un cinquième dans son article du Dictionnaire encyclopédique ; et enfin en 1874 le Dr Meillet rapporte dans sa thèse un cas de rétraction double, symétrique avec flexion de tous les doigts. On prétendait que, l'aponévrose n'allant pas s'insérer au pouce, celui-ci ne devrait jamais être atteint de rétraction si cette rétraction dépendait de l'aponévrose. Mais ces auteurs s'appuyaient sur des données anatomiques fausses : et si nous nous en rapportons à la description complète de l'aponévrose palmaire donnée par MM. Sevestre et Madieural-Lagémard, description faite d'après leurs propres distinctions, nous voyons se détacher du bord externe de l'aponévrose, des fibres allant renforcer les fibres propres de l'aponévrose externe, et d'autres destinées aux téguments de la région latérale externe, fibres qui sont surtout remarquables au niveau du pli qui sépare le pouce de l'index, et dont quelques unes s'étendent même jusque sur la face externe du pouce. L'argument se trouve donc réfuté par l'anatomie normale. On peut en dire autant de la flexion de la deuxième phalange sur la première, car on sait aujourd'hui que les fibres terminales de l'aponévrose palmaire descendent beaucoup plus bas que ne l'avaient indiqué ces auteurs.

L'aspect de l'aponévrose épaissie et rétractée est variable ; tantôt cette aponévrose est restée brillante et nacrée, tantôt au contraire, elle est grisâtre, terne, dépolie; ce changement d'aspect paraît coïncider souvent avec une rétraction très prononcée.

On a vu dans certains cas les brides présenter quelques particularités. Goyrand dit les avoir vues remplacées par un corps fibreux. M. Polaillon dit également avoir trouvé sur une pièce anatomique un fibrome fusiforme, long d'environ un centimètre, dont l'extrémité supérieure adhérait au tendon de l'adducteur du petit doigt, et dont l'extrémité inférieure se fixait sur le milieu de la gaîne des fléchisseurs de l'auriculaire, au-dessous de l'articulation de la première avec la seconde phalange ; sa partie renflée adhérait par une lamelle solide au bord interne de la première phalange ; et la section du prolongement inférieur adhérant à la gaîne des fléchisseurs a rendu l'extension très facile. M. le professeur Richet a également observé un cas analogue dans lequel les fibromes ovoïdes étaient disposés en chapelet au-dessus du tendon fléchisseur de l'auriculaire.

On a encore signalé l'incurvation de la main en gouttière. Tessier l'attribue à la rétraction des fibres transversales de l'aponévrose ; c'est là une interprétation séduisante, mais que l'on ne doit adopter qu'avec réserve avant que des dissections ne soient venues en démontrer l'exactitude.

Quant aux articulations, leur état est très variable. Dans la flexion prononcée on peut constater des subluxations des phalanges (obs. XIII). Dupuytren avait reconnu que les ligaments latéraux sont plus rapprochés du plan antérieur que du plan postérieur, que les surfaces articulaires très étendues affectent surtout la flexion.

Nélaton dit que les ligaments latéraux peuvent être hypertrophiés et raccourcis, que cette altération est passive et tient à ce que les doigts « ne sont plus suffisamment ni chaque jour étendus. » Mais on sait que les articulations saines peuvent rester immobiles pendant longtemps sans s'altérer. Les lésions que l'on trouve fréquemment associées à la rétraction palmaire sont celles de l'arthrite sèche ; on a trouvé des stalactites osseuses sur le bord des surfaces articulaires, les cartilages érodés, les articulations déformées, toutes lésions qui confirment au moins pour un certain nombre de cas l'influence du rhumatisme sur le développement de la rétraction des doigts.

On peut donc résumer ainsi les résultats qui nous sont fournis par les autopsies :

Peau, adhérente aux parties profondes, surtout vers la racine des doigts. Libérée, elle reprend ses dimensions normales. Aucune altération de structure (P. Richer).

Tissu cellulaire remplacé par des tractus fibreux reliant la peau à l'aponévrose d'une manière intime. Disparition du tissu adipeux.

Aponévrose épaissie et rétractée, tantôt brillante, nacrée, tantôt grisâtre, dépolie et terne. Les brides qu'elle forme peuvent se terminer dans le derme, sur le périoste, ou sur la gaîne des tendons. Structure non modifiée ; les fibres des faisceaux sont seulement un peu plus serrées et plus nombreuses (P. Richer).

Du côté des articulations on observe quelquefois des lésions d'arthrite sèche.

ÉTIOLOGIE

L'étiologie de la flexion permanente des doigts a, comme son anatomie pathologique, divisé les chirurgiens. Mais on peut résumer en deux points principaux les idées qui ont été émises sur cette question. La rétraction est-elle uniquement le résultat de traumatismes ou de violences extérieures exercées sur la paume de la main ? Ou faut-il admettre au contraire qu'elle est due à une cause interne et qu'elle n'est que la manifestation des diathèses rhumatismale et goutteuse ? Telles sont les deux questions qui aujourd'hui encore sont à l'étude. Nous n'en dirons que quelques mots.

Avant Dupuytren, Plater en 1614 regardait la rétraction pulmonaire comme étant une manifestation arthritique. Dupuytren au contraire ne vit dans cette maladie qu'une affection locale déterminée par le traumatisme seul. Il cite le cas d'un marchand de vin qui avait l'habitude de percer des barriques avec un poinçon, celui d'un cocher qui faisait jouer sans cesse le fouet sur le dos de ses haridelles, et encore celui d'un homme de cabinet qui cachetait un grand nombre de dépêches avec un cachet dont le manche irritait constamment la paume de la main. Partant de cette idée, et ne voulant voir là qu'une affection locale, il s'attachait à rechercher, peut-être un peu trop minutieusement, les traumatismes qui auraient pu amener la rétraction.

Sans nier l'action du traumatisme, Goyrand conclut que

cette cause n'agit que chez les individus prédisposés. Le sujet qu'il a disséqué avait été maître d'armes, puis ensuite cocher ; il y avait donc là une influence manifeste du traumatisme ; mais Goyrand fait remarquer que chez cet homme de même que chez les malades cités par Dupuytren les deux mains étaient affectées, et que dans les professions qu'il a exercées, on ne se sert généralement que de la main droite. Il cite, du reste, pour montrer que le traumatisme peut être mis hors de cause le cas de M. Chaîne, économe de l'hôpital d'Aix, chez qui l'infirmité est venue peu à peu, après ne s'être livré depuis vingt ans qu'à des travaux de cabinet lorsque les doigts commencèrent à se rétracter ; et cette rétraction est devenue aussi forte, aussi complète que possible.

Il y avait chez lui, en outre, un principe héréditaire qui militerait encore en faveur d'une cause de nature interne : son père était atteint de la même affection.

L'hérédité s'est rencontrée quelquefois, on a même vu la rétraction palmaire congénitale ; et Dupuytren opéra en 1832 un enfant de six ans dont la rétraction était congénitale et semblait de plus héréditaire ; sa grand'mère avait, elle aussi, une rétraction congénitale.

En 1861, le Dr Menjaud, dans une thèse très intéressante, a démontré l'influence des diathèses goutteuses et rhumatismales sur la production de la flexion permanente des doigts. Il cite à l'appui plusieurs observations concluantes, entre autres celles de M. T..., dans laquelle le frère, la sœur, le père et le grand-père furent atteints de la même affection avec des manifestations rhumatismales et goutteuses évidentes.

La symétrie de l'affection aux deux mains serait encore une preuve de cause interne. D'après M. Charcot, la rétraction de l'aponévrose palmaire survient le plus souvent spontanément, et dès le début est bilatérale et symétrique. Il cite le cas d'une personne occupant une très haute position dans la société, qui n'a jamais manié le ciseau ni exécuté aucun travail manuel, et qui cependant est affectée de cette forme de rétraction symétrique et spontanée de l'aponévrose palmaire. Mais, sans nier la fréquence de la symétrie, il faut reconnaître que l'asymétrie est loin d'être rare (P. Berger).

La coïncidence de lésions rhumatismales ou goutteuses sur les cadavres des sujets atteints de rétraction de l'aponévrose palmaire semble démontrer encore l'influence d'un état diathésique ; mais on est loin de rencontrer ces lésions dans tous les cas ; et dans bien des circonstances on ne trouve aucune trace de cette diathèse.

La syphilis a été également accusée de produire la flexion permanente des doigts. M. Richet rapporte un cas de rétraction anti-brachiale qui n'aurait cédé qu'à l'usage de l'iodure de potassium. M. Ricord en cite également des exemples ; et les faits sont peut-être assez nombreux pour prouver l'influence certaine de la syphilis sur la rétraction de l'aponévrose anti-brachiale ; mais ils ne sont pas suffisants pour que l'on puisse admettre sa participation à la rétraction de l'aponévrose palmaire.

En résumé, la rétraction pulmonaire peut être congénitale, héréditaire ; elle est dans la plupart des cas bilatérale, symétrique ou asymétrique ; elle se développe en général chez les hommes et à un âge déjà assez avancé.

Dans beaucoup de cas, elle coïncide avec des manifestations arthritiques, chez des individus dont les mains ne sont exposées à aucun traumatisme ; mais dans d'autres, assez nombreux aussi, on ne trouve aucune trace de cette diathèse. Les individus se livrant à des travaux manuels pénibles paraissent plus exposés que d'autres à la rétraction de l'aponévrose palmaire.

Elle peut donc se développer spontanément comme manifestation locale d'un état général, rhumatisme ou goutte ; ou bien être déterminée par le traumatisme chez des sujets en puissance de la diathèse arthritique. C'est l'opinion à laquelle paraissent se ranger aujourd'hui la plupart des chirurgiens. Mais il est des cas, il faut le dire, dans lesquels la cause paraît être purement traumatique, (obs. IV) ou du moins dans lesquels, en dehors de la cause locale, on ne trouve aucun état général auquel on puisse rattacher le développement de cette affection. On l'a même vue se développer manifestement sous l'influence du froid (obs. VII).

TRAITEMENT

Si, comme nous venons de le voir, un grand nombre de théories ont été émises pour expliquer les causes et la nature de la rétraction des doigts, les méthodes de traitement proposées ne sont pas moins nombreuses et variées. Depuis le plus bénin des antiphlogistiques, jusqu'aux opérations sanglantes, tout a été employé, mais avec des résultats divers que nous avons à considérer.

On peut en général diviser le traitement de cette infirmité en deux méthodes principales : le traitement médical, le plus souvent inefficace et insuffisant ; et le traitement chirurgical, qui seul a, comme nous le verrons, quelques chances de succès.

1° *Traitement médical.* — Nous disons que le traitement purement médical est le plus souvent inefficace ; la clinique le démontre ; les praticiens le reconnaissent. On a employé les fumigations de vapeur avec des espèces émollientes, des substances calmantes, les cataplasmes pendant le jour et la nuit, les sangsues, les frictions avec des pommades résolutives, mercurielles, les douches alcalines, simples, sulfureuses, à toutes les températures ; tous ces moyens thérapeutiques sont restés presque toujours sans résultat.

Disons cependant que dans certains cas, lorsque la maladie à son début présente des douleurs vives accompagnées d'accidents inflammatoires bien marqués, un traitement antiphlogistique bien conduit a fait disparaître ces accidents, et a paru quelquefois enrayer la marche de la maladie. Gerdy, dans sa chirurgie pratique, rapporte un cas de ce genre, intéressant au double point de vue de l'étiologie et du traitement.

Observation VII

Le 22 juillet est entrée à l'hôpital des Cliniques la nommée Galin (Désirée), concierge, âgée de 52 ans, qui n'avait jamais eu de rhumatisme, se portait habituellement bien, et était d'une assez forte constitution.

Cette femme, ayant lavé du linge le 13 juin, a ressenti le 14 une douleur vive avec gonflement et un peu de rougeur dans la région du poignet droit. En même temps, les doigts se sont fléchis et ont pris l'aspect de crochets. Rien n'a été fait contre cette lésion.

Le 23. — Nous constatons l'état suivant : flexion de tous les doigts de la main droite et de la main sur l'avant-bras ; le dos des doigts est œdématié, ainsi que la face dorsale du carpe. Légère teinte de rougeur, paume de la main tuméfiée ; disparition du creux palmaire. L'engorgement s'étend sur la partie inférieure de l'avant-bras jusqu'à trois travers de doigt. Compression douloureuse sur la paume de la main, flexion un peu douloureuse dans l'articulation radio-carpienne. Point de fièvre, bonne langue, appétit. Vingt-cinq sangsues sur la région du poignet, cataplasmes. Une portion. Même état le 26, trente sangsues. Les émissions locales ayant mal réussi, car toute les sangsues n'avaient pas pris, on en applique trente le 27. Amélioration le 28, consistant dans une diminution de l'œdème de la face dorsale de la main et des doigts, et une extension moins douloureuse de ces derniers. Les cataplasmes sont toujours maintenus sur la partie malade ; deux portions.

Le 29. — L'état meilleur persiste, les doigts peuvent encore être portés dans une extension plus grande. Les jours suivants, on remarque que les doigts peuvent de plus en plus être portés dans l'extension. Les cataplasmés sont toujours maintenus sur la région malade.

4 août. — Les doigts étant portés dans une extension complète en les tirant avec force, des craquements se sont fait sentir pendant ce mouvement sur la face palmaire.

Je remarque que la peau de la face palmaire de la main est épaisse, ne faisant qu'un avec l'aponévrose sous-jacente ; il en est de même de celle des doigts. Point de douleur à la pression, ni de rougeur. La peau de la partie inférieure et antérieure de l'avant-bras n'est plus mobile, elle adhère à un lien celluleux, dur, épais ; le tendon du palmaire grêle ne fait plus une saillie prononcée dans la flexion de la main comme sur le membre opposé.

Le 10. — On dirait que la main est moins volumineuse, plus sèche, la peau de la partie inférieure de l'avant-bras a recouvré sa souplesse, mais celle des doigts paraît encore ne faire qu'un avec les tissus sous-jacents. L'extension ne peut être obtenue d'une manière complète. Quand on porte les doigts dans ce sens, la peau fait une saillie sur la partie latérale et antérieure de l'articulation comme si des brides s'y étaient formées.

Du 10 au 20 septembre. — Cet état persiste malgré l'application continuelle des émollients. Dans le poignet seulement, la peau et le tissu cellulaire sous-cutané sont revenus à leur état normal ; à la paume de la main, à la face palmaire des doigts, la peau est moins mobile, ne présente aucune rougeur. L'extension ne se fait pas complètement. La malade sort de l'hôpital.

Mais nous voyons là non pas la marche habituelle de la rétraction palmaire, qui d'ordinaire s'installe peu à peu, sans réaction inflammatoire franche ; dans ce cas, il était de toute évidence que les phénomènes aigus du début réclamaient un traitement antiphlogistique. Et encore ce traitement n'a-t-il pas donné tout le succès qu'on aurait pu désirer, puisqu'il subsista un certain degré de flexion des doigts. Il serait intéressant de savoir si, dans la suite, la lésion s'accentua davantage ou si elle est restée stationnaire ; malheureusement l'observation ne nous le dit pas.

M. Richet a cité également dans une de ses cliniques le cas de M. Gauthier de Claubry, membre de l'Académie de médecine. En faisant de la minéralogie, ce savant avait l'habitude de placer des cristaux dans le creux de sa main et de les y briser par de petits coups. A la suite de ce traumatisme répété, il avait l'annulaire fléchi. Quelques fomentations et des frictions suffirent à faire disparaître le mal.

Les cas de ce genre sont rares ; en général les cataplasmes et onctions n'ont pour ainsi dire aucune action contre la rétraction des doigts, si ce n'est pour combattre l'élément inflammatoire et les douleurs qui accompagnent quelquefois l'invasion de la maladie. Peut-être pourrait-on recourir un peu plus souvent à cette thérapeutique si les malades s'adressaient à un homme de l'art tout à fait au début de l'affection ; mais, dans bien des cas, ce début passe inaperçu même pour le malade, vu le peu d'acuité inflammatoire ; et l'attention n'est éveillée que lorsque la lésion est définitivement constituée. A cette époque, il n'y a plus rien à attendre de la thérapeutique médicale ; une intervention chirurgicale seule pourra donner quelques chances de succès.

On cite encore un autre traitement médical qui paraît avoir donné de bons résultats, alors que tout traitement antiphlogistique avait échoué ; ce sont les sulfureux donnés en bains. Une observation de M. Plater prouve en faveur de cette thérapeutique. Après avoir employé toutes sortes de médicaments sans avoir obtenu aucune modification, il conseilla à son malade un voyage en Italie. Sous l'influence des bains sulfureux de Pouzzoles, le malade revint avec une amélioration notable. Nous ne savons pas si cette amélioration s'est maintenue.

Nous voyons donc que quelques succès tout au moins temporaires ont été obtenus par un traitement médical ; mais combien sont nombreux les échecs auprès de ces quelques cas heureux ! Aussi, tout en n'oubliant pas que cette thérapeutique a quelquefois donné de bons résultats, devons-nous nous efforcer de trouver une méthode de traitement plus efficace, qui puisse s'appliquer à la généralité des cas ; pour cela, nous devons nous adresser à la chirurgie.

2° *Traitement chirurgical.* — Si, grâce à son innocuité, le traitement médical a pu être facilement mis en pratique, il n'en est pas de même de l'intervention chirurgicale. Beaucoup de chirurgiens, même de nos jours, regardent une opération de ce genre comme pouvant donner lieu à des accidents quelquefois fort graves, et prétendent que, tout en faisant courir des dangers aux malades pour une affection qui n'est pas grave en elle-même, cette opération est presque toujours suivie d'insuccès, ou ne donne qu'une amélioration passagère, rapidement suivie de récidive ; aussi ne sont-ils pas partisans de cette intervention et la rejettent-ils comme inutile et dangereuse.

Certes, on pourra nous objecter qu'un seul succès n'est pas suffisant pour prouver l'efficacité d'une opération en général.

Si nous n'avons pu en donner plusieurs exemples, c'est

qu'on pratique rarement cette opération et que l'on a plus rarement encore le soin de suivre les opérés afin de connaître le résultat de l'opération au bout d'un temps suffisamment long. Aussi telle n'est pas notre prétention. Nous avons seulement voulu par ces quelques mots, montrer que la récidive n'est pas fatale comme on se plaît à le dire en général, et appeler l'attention des praticiens sur une opération trop négligée dans beaucoup de circonstances et repoussée sans assez de réserves par beaucoup de chirurgiens.

Étudions donc tout d'abord les différents procédés opératoires qui ont été successivement proposés, et nous chercherons ensuite celui auquel nous devons donner la préférence.

Disons de suite qu'en dehors de la méthode sanglante, on a employé des méthodes de violence telles que l'extension forcée, les manipulations, l'usage d'appareils pour redresser les doigts.

L'extension permanente à l'aide d'appareils, essayée surtout par Malgaigne et par M. Richet n'a pas donné de résultats heureux ; elle a déterminé des douleurs vives, insupportables, qui ont forcé d'enlever l'appareil, et loin d'enrayer la marche de la maladie, on a vu souvent la rétraction acquérir une nouvelle impulsion sous l'influence de cette méthode de traitement. Les manipulations, le massage des doigts sont également restés sans succès.

Quant au traitement chirurgical proprement dit, il consiste d'une manière générale à supprimer l'obstacle, c'est-à-dire à sectionner les brides qui maintiennent les doigts dans la flexion ; opération bien simple s'il n'existait qu'une où deux de ces brides ; mais nous avons vu qu'indépendamment des cordons aponévrotiques proprement dits faisant un relief très accentué lorsqu'on essaye d'étendre les doigts, la plupart du temps, il en existe un grand nombre d'autres reliant la peau à l'aponévrose d'une manière assez intime pour que l'on soit quelquefois obligé de sculpter véritablement la peau lorsqu'on dissèque une main atteinte de rétraction. C'est précisément à l'existence de ces brides multiples qu'est due la difficulté de l'opération, et c'est leur présence qui, dans beaucoup de cas, rendra à peu près impossible le procédé opératoire proposé par A. Cooper, la section sous-cutanée.

La section sous-cutanée pourrait être mise en pratique lorsqu'il n'existe qu'une ou deux brides longitudinales simples, mais nous savons qu'il en est rarement ainsi. Dans les deux observations suivantes (1), où ce procédé a été employé, malgré l'habileté bien connue des chirurgiens qui ont opéré, il a été impossible par la section sous-cutanée seule d'obtenir le redressement complet des doigts : cela tient, croyons-nous, à ce que toutes les brides principales reliant l'aponévrose à la peau n'ont pas été sectionnées. Aussi a-t-on obtenu ou bien une déchirure de la peau, ou bien une extension incomplète.

Observation VIII

D... A. âgé de 40 ans, employé d'octroi, est entré à l'hôpital de la Clinique le 15 juillet 1872. Cet homme, d'une bonne constitution,

1. *Thèse de Roque*. 1872.

nous dit n'avoir jamais eu d'attaque de rhumatisme ni de maladie vénérienne ; sa profession explique fort peu l'affection qu'il porte.

Il y a neuf ans qu'il s'est aperçu que son doigt auriculaire ne pouvait être ramené dans l'extension complète. Quelque temps après, il s'est aperçu qu'il se formait sur la face palmaire, un peu au-dessus de l'articulation métacarpo-phalangienne, une dureté longitudinale ayant la forme d'une corde, corde qui a augmenté de dureté et de longueur, avec le temps, jusque sur la phalange ; en même temps l'auriculaire se fléchissait davantage.

Quatre ans après, la même affection se montrait sur l'annulaire avec une corde à peu près semblable, et c'est alors que, pour un accident, il est entré à la Pitié dans le service de M. Broca en mars 1868.

Traité pour son accident, M. Broca, s'est aperçu de son affection palmaire qui alors n'était considérable que sur l'auriculaire, l'affection de l'annulaire n'étant qu'au début.

L'auriculaire était fléchi à angle droit sur la paume de la main. M. Broca résolut de faire la section sous-cutanée, et il pratiqua l'opération quelques jours après. L'extension fut ensuite obtenue par déchirement, et encore ne fut-elle pas complète ; néanmoins il peut se servir de sa main sans être gêné.

La main fut ensuite appliquée sur une palette pendant vingt-quatre heures ; mais une inflammation considérable s'étant déclarée, on fut obligé d'abandonner l'extension continue et d'employer les émollients en faisant tous les jours des manœuvres d'extension. Il est sorti de l'hôpital quinze jours après. Son inflammation avait disparu, et le doigt avait pu être ramené à une extension à peu près normale. Après sa sortie, il a lui-même pratiqué des extensions intermittentes sur son doigt comme on le lui avait recommandé.

Un an après, il a vu son doigt reprendre peu à peu sa position vicieuse, et le champ de l'extension diminuait tous les jours. En même temps, l'annulaire, lui aussi, devenait plus roide, plus fléchi, et les cordons sous la peau plus manifestes.

A peu près à la même époque, c'est-à-dire il y a deux ans, apparaissaient à la main gauche des phénomènes semblables, se develppant en même temps sur l'auriculaire et l'annulaire. Ces phénomènes ont depuis augmenté sur les deux mains jusqu'au jour où il est entré à l'hôpital des cliniques le 15 juillet 1872 pour se faire traiter, cette fois-ci, de son affection palmaire.

Aujourd'hui, 26 juillet, il présente les phénomènes suivants : sur le milieu de la paume de la main, on sent un plancher rigide de forme triangulaire, dont l' un des angles aboutirait au-dessous de l'articulation du poignet, et dont la base se confondrait avec la commissure qui sépare les doigts de la paume de la main.

Ce plancher présente en outre deux bourrelets, deux cordons larges d'un demi centimètre et longs de 5 à 6 centimètres.

A différentes hauteurs, on trouve des dépressions correspondantes aux plis normaux de la paume de la main, et situées en dehors de ces cordons. Ces cordons se dirigent, l'un vers la quatrième phalange, et l'autre vers la cinquième, présentant en certains points des nodosités de 1 centimètre à 1 centimètre et demi de largeur. En dehors de ces deux cordes, on sent au toucher un commencement de dureté qui affecte la forme longitudinale comme les précédentes, et qui va se rendre au médius, mais elle ne présente rien d'apparent a la vue, on la perd au toucher au niveau de l'articulation métacarpo-phalangienne.

Quant aux deux autres, elles vont se perdre toutes les deux sur la deuxième phalange des doigts, et deviennent d'autant plus apparentes que l'on cherche à étendre davantage les doigts fléchis.

L'auriculaire, dans sa flexion, dépasse l'angle droit, l'annulaire est un peu moins fléchi ; et quant au médius, la flexion est très peu marquée.

A la main gauche, nous trouvons les mêmes phénomènes. Comme ils ont apparu dans les deux doigts auriculaire et annulaire en même temps, les lésions ont marché de même, et aujourd'hui elles se présentent au même degré sur les deux doigts, mais moins avancées que sur la main droite : les doigts sont moins fléchis, les cordes moins tendues, enfin des nodosités avec des dépressions moins considérables ; le médius tend à se prendre.

L'opération a été pratiquée par M. Broca, à l'hôpital des Cliniques ; il s'est servi du procédé par section sous-cutanée, il a fait plusieurs ponctions aux deux mains, a coupé toutes les brides en circonscrivant les tendons de tous côtés, enfin a obtenu l'extension à peu près complète avec une déchirure des téguments.

Les deux mains ont été ensuite placées dans la ouate, et la cicatrisation a été obtenue quinze jours après.

J'ai revu le malade deux mois après, et la rétraction avait des tendances à se reproduire.

Observation IX

J. D..., âgé de 47 ans, est entré à l'hôpital Saint-Louis le 2 septembre 1872.

Cet homme, sans cause connue, a vu, il y a trois ans, le doigt auriculaire de sa main gauche se roidir et arriver difficilement à l'extension complète ; mais de la douleur, il n'en a jamais éprouvé.

Cet homme nous dit n'avoir jamais eu de rhumatisme, pas de syphilis ; il était épicier il y a cinq ans. Depuis lors, il fait un travail peu pénible, et les deux mains sont occupées en même temps.

Depuis trois ans, son doigt auriculaire s'est fléchi, et l'annulaire l'a suivi bientôt après ; aujourd'hui, la pulpe de l'auriculaire est à peine à un centimètre de la paume de la main. L'annulaire est moins fléchi.

On trouve une corde très prononcée avec des nodosités situées sur son parcours à différentes hauteurs ; cette corde se rend du milieu de la paume de la main à la deuxième phalange de l'auriculaire. Un second cordon correspond à l'annulaire, mais il est bien moins sensible ; les plis de la peau sont plus profonds en certains points où ils forment une véritable dépression. La peau elle-même paraît normale, sur les cordes cependant elle semble très adhérente avec les tissus sous-jacents.

L'opération a été décidée et pratiquée par M. Tillaux le 4 octobre 1872. Il a fait une ponction sous-cutanée, et a cherché à couper toutes les brides qui se trouvaient dans la sphère d'action de son ténotome; on a entendu un craquement qui indiquait la section d'une bride ; on a essayé ensuite d'étendre le doigt, mais l'extension n'a pu être complète, et M. Tillaux, craignant probablement une déchirure de la peau sans aucun bénéfice pour le malade, a jugé à propos de ne pas poursuivre l'opération ; l'auriculaire faisait encore un angle droit avec la paume de la main.

La main droite présente la même affection, mais moins avancée; son début remonte à deux ans. Elle s'est manifestée en même temps aux trois derniers doigts; aussi leur flexion aujourd'hui se présente-t-elle avec le même degré. Trois cordes, partant de chacun d'eux, vont en couvergeant se rendre sur le milieu de la paume de la main; sur elles, on trouve quelques nodosités, et enfin les plis de la main, du moins les transversaux, se prononcent davantage. Tout cela s'est produit sans douleur aucune.

Trois jours après l'opération, le malade est sorti de l'hôpital.

Il ne suit pas de là cependant que l'on ne doive essayer cette opération dans certaines circonstances, et auprès de ces cas malheureux, nous devons en enregistrer d'autres où les résultats ont été des plus satisfaisants. Nous donnons comme exemple l'observation suivante d'un cas heureux de section sous-cutanée pratiquée par M. L. Labbé à l'hôpital des Cliniques.

Observation X

Opération par section sous-cutanée (Obs. tirée de la clinique de M. L. Labbé).

Il s'agit d'un homme dé 42 ans, des plus vigoureusement constitué, et dont la santé a toujours été excellente ; on ne trouve dans ses antécédents qu'une névralgie intercostale de nature rhumatismale dont il a souffert plusieurs années. Il est chef artificier, surveille les ouvriers et n'a jamais exercé de profession manuelle ; il ne se sert de ses doigts que pour tenir la plume.

Il y a deux ans, sans souffrance aucune, le petit doigt de la main gauche commença à se fléchir graduellement au niveau de la première et de la deuxième phalange, mais le malade ne s'aperçut de cette rétraction que lorsque l'extension fut devenue absolument impossible. Au mois de février dernier, il remarqua que les doigts annulaires et médius des deux mains ne pouvaient pas s'étendre complètement ; peu à peu la gêne qu'il éprouvait s'accrut ; il commença dès lors à s'inquiéter de cet état que rien ne pouvait lui expliquer, et il entra dans le service de M. Richet qui l'opéra du côté gauche seulement par le procédé de M. Goyrand (d'Aix). A cette époque, la déformation était beaucoup plus prononcée à la main gauche, mais elle débutait aussi à la main droite. Aujourd'hui l'affection a progressé, et le malade se présente à nous dans l'état suivant :

Du côté droit, le médius et l'annulaire sont dans un état permanent de demi-flexion, la contraction volontaire des extenseurs ne peut les ramener à la rectitude, mais si l'on cherche à les redresser en immobilisant la main et en appuyant fortement sur les extrémités des dernières phalanges, on y parvient en partie ; les articulations phalangiennes et métacarpo-phalangiennes ont conservé presque toute leur mobilité ; le médius peut être ramené à un état d'extension à peu près normal ; quant à l'annulaire, il reste fléchi au niveau de son articulation moyenne, quelque effort qu'on fasse pour le redresser, et cette articulation semble avoir subi une légère déformation.

Les doigts sont maintenus dans leur position vicieuse par des brides ayant l'apparence et le volume de tendons fléchisseurs raccourcis, mais placées très superficiellement et faisant saillie sous la peau, saillie qui augmente pendant les essais d'extension des doigts, diminue pendant la flexion, sans toutefois disparaître. Les brides semblent partir du milieu de la paume de la main pour se diriger en divergeant, l'une vers le médius, l'autre dans la direction de l'annulaire. La première ne dépasse pas l'articulation métacarpo-phalangienne autour de laquelle elle semble s'insérer ; la seconde atteint au contraire l'articulation moyenne de l'annulaire et se perd à ce niveau.

La peau pésente des plis à concavité inférieure nettement dessinés, plis qui sont dus à l'adhérence de la face profonde du derme aux brides que nous avons signalées; ils croisent les brides, et à leurs points d'intersection se trouvent de véritables nodus durs et immobiles.

Du côté gauche, les déformations sont moins prononcées, car l'opération pratiquée par M. Richet les a fait disparaître en partie. On ne peut dire cependant que la guérison soit complète. L'articulation moyenne du petit doigt est évidemment déformée, elle est un peu trop volumineuse, et la seconde phalange est fléchie à angle droit sur la première. Si l'on tente de la redresser, on ne peut y parvenir et l'on n'imprime à la jointure que de légers mouvements, on ne fait pas saillir de brides sur ses parties latérales ou en avant ; il semble que la cause de la flexion permanente soit ici tout autre que celle de la rétraction de l'annulaire et du médius qui persiste encore à la main gauche. Ces doigts en effet, malgré l'opération, ne jouissent pas de toute la liberté de leurs mouvements ; le malade peut les étendre complètement, mais ce n'est qu'au prix de quelques efforts, et dans le repos, les doigts reprennent leur position de demi-flexion qu'ils n'abandonnent que sous l'influence d'une contraction énergique des extenseurs ; ces muscles ont à lutter contre les brides fibreuses en tout semblables à celles de la main droite, bien que moins puissantes; elles croisent les plis palmaires exagérés dans leur nombre et dans leur profondeur par l'adhérence de la peau aux parties profondes, adhérence rendue évidente par l'immobilité du derme en certains points où se voient ces dépressions cupuliformes et ces nodus que nous avons signalés à la main droite.

Ainsi les déformations sont les mêmes aux deux mains ; mais d'un côté elles sont très prononcées, et de l'autre elles ont été modifiées par une opération. Quant à l'articulation moyenne du petit doigt de la main gauche, sa déformation semble indépendante de la maladie principale et paraît plutôt résulter d'une influence rhumatismale ; elle rappelle tout à fait l'aspect des articulations qui ont subi les atteintes du rhumatisme chronique ; aussi est-il peu probable qu'une opération puisse lui rendre les mouvements dont elle est privée.

Une opération à la main droite est résolue ; mais avant de recourir à l'opération de Goyrand, M. Labbé veut tenter une opération moins sérieuse sans pouvoir toutefois affirmer qu'elle soit exécutable ; c'est la section sous-cutanée consistant à introduire en plusieurs points un ténotome sous la peau et à sectionner les brides.

L'incision sous-cutanée des brides a été facilement exécutée, et les doigts après être restés étendus sur une planchette une huitaine de jours, ont recouvré leur mobilité.

Ainsi donc, la section sous-cutanée, dans la rétraction des doigts, bien que d'une exécution difficile, est cependant pratiquable dans certains cas. Mais on ne doit l'entreprendre qu'avec réserve et en songeant à la possibilité d'être forcé de l'abandonner. M. Labbé, dans la clinique qu'il fit au sujet du cas précédent, dit bien que c'était pour éviter au malade une opération plus sérieuse qu'il allait faire la section sous-cutanée, « mais, eut-il soin d'ajouter, sans pouvoir affirmer qu'elle soit exécutable. L'opération est sans danger, mais peut-être ne pourrons-nous pas passer le ténotome entre les brides et la peau. Si notre procédé ne peut être exécuté, ou si le redressement des phalanges ne peut être obtenu, nous aurons recours à l'opération que pratiquait Goyrand. »

La même opération a pu être pratiquée sur un second malade et a donné également le résultat le plus satisfaisant. Mais nous ne savons pas malheureusement si l'amélioration a été définitive et s'il n'y a pas eu de récidive.

La section sous-cutanée a un avantage incontestable sur les autres méthodes, c'est qu'elle expose beaucoup moins à des accidents consécutifs, bien qu'elle n'en soit pas complètement exempte (Obs. VIII) ; c'est même la raison pour laquelle elle a été adoptée par les chirurgiens beaucoup plus volontiers que les autres procédés. Mais la pratique montre que, indépendamment de la difficulté de l'exécution, cette méthode expose presque fatalement à une récidive (Obs. VIII). « Les brides sectionnées, dit M. Polaillon, ne tardent pas à se réunir, et, si l'action de l'instrument a été trop peu irritante pour produire une inflammation suppurative, elle est souvent suffisante pour activer le travail de la rétraction. »

Si donc, pratiquer la section sous-cutanée dans le cas de rétraction permanente des doigts, ce n'est pas en général exposer le malade à des accidents consécutifs, c'est du moins entreprendre une opération que l'on sera souvent obligé d'abandonner, et qui d'autre part ne donnera pas de résultats durables.

Un autre procédé a été conseillé et mis en pratique par Dupuytren ; il consiste à inciser transversalement les brides jusqu'à ce que l'extension des doigts devienne possible. Nous ne saurions donner une idée plus complète de cette méthode qu'en rapportant les deux observations suivantes dans lesquelles l'opération pratiquée par Dupuytren lui-même est décrite avec détails.

Observation XI

Contracture de l'annulaire et du petit doigt, dissipée complètement par le simple débridement de l'aponévrose palmaire.

En 1811, M. L... marchand de vin en gros, quai de la Tournelle n° 25, ayant reçu un grand nombre de pièces de vin du Midi, voulut aider ses ouvriers à les ranger dans son magasin, en les entassant les unes sur les autres, ce qu'on appelle en terme de commerce, gerber. A l'instant où il essayait de soulever l'une de ces pièces, qui sont ordinairement fort volumineuses, en plaçant la main gauche au-dessous du rebord saillant formé par l'extrémité des douves, il ressentit un craquement et une légère douleur dans la partie interne de la paume de la main. Il conserva, pendant quelque temps, de la sensibilité et de la raideur dans cet organe ; mais peu à peu ces symptômes se dissipèrent, et sorte qu'il n'y fit que peu d'attention. L'accident était presque oublié, lorsqu'il s'aperçut que l'annulaire tendait à se rétracter et à s'incliner vers la paume de la main, sans pouvoir être relevé autant que les autres. La douleur n'existant point, il négligea cette légère difformité. Peu à peu elle fit des progrès ; chaque année l'inclinaison était plus marquée. Au commencement de 1831, l'annulaire et le petit doigt étaient tout à fait fléchis et couchés sur la paume de la main ; la seconde phalange était placée sur la première, et l'extrémité de la troisième appliquée sur le milieu du bord cubital de la surface palmaire. Le petit doigt très fléchi était incliné d'une manière invariable vers la paume de la main. La peau de cette partie était plissée, entraînée vers la base des deux doigts rétractés.

M. L..., contrarié de voir ce vice de conformation s'accroître de jour en jour, et désirant vivement en être débarrassé à quelque prix que ce fût, consulta plusieurs médecins. Tous pensèrent que la maladie avait son siège dans les tendons fléchisseurs des doigts affectés, et qu'il n'y avait d'autre remède que la section de ces parties.

Les uns voulaient couper les deux tendons à la fois, et les autres n'en diviser qu'un seul. Consulté à son tour, M. Mailly pensa de même que la maladie était probablement due à une rétraction des tendons fléchisseurs, mais il conseilla au malade de s'en remettre à la grande expérience de M. Dupuytren. A peine ce professeur eût-il vu la main de M. L..., qu'il déclara que cette affection n'avait point son siège dans les tendons, mais dans l'aponévrose palmaire seulement, et que quelques débridements pratiqués sur cette aponévrose suffiraient pour rendre aux doigts toute la liberté de leurs mouvements. L'opération fut convenue et arrêtée pour le 22 juin, et Dupuytrein, aidé de MM. les Drs Mailly et Marx, y procéda de la manière suivante :

La main du malade étant solidement fixée, il commença par faire une incision transversale de dix lignes d'étendue, vis-à-vis l'articulation métacarpo-phalangienne du doigt annulaire ; le bistouri divisa d'abord la peau, puis l'aponévrose palmaire avec un craquement sensible à l'oreille. L'incision achevée, on vit le doigt annulaire se redresser, et il put être étendu presque aussi facilement que dans l'état naturel. Désirant éviter au malade la douleur d'une nouvelle incision, Dupuytren essaya de prolonger la section de l'aponévrose en glissant le bistouri transversalement et profondément au-dessous de la peau, du côté du bord cubital de la main, pour arriver à dégager le petit doigt; mais ce fut en vain. Il ne put que légèrement dilater l'incision de l'aponévrose ; en conséquence, il se détermina à pratiquer de nouveau une incision transversale, vis-à-vis de l'articulation de la première et de la seconde phalange du petit doigt, et détacha ainsi son extrémité de la paume de la main ; mais le reste du doigt se tint invariablement fixé vers cette partie. Alors une nouvelle incision divisa la peau et l'aponévrose, vis-à-vis de l'articulation métacarpo-phalangienne correspondante. Elle procura un léger dégagement : ses effets étaient encore incomplets. Enfin une troisième et dernière incision fut pratiquée en travers, vis-à-vis du milieu de la première phalange elle-même ; aussitôt le petit doigt put être étendu avec la plus grande facilité ; ce résultat annonçait hautement que la dernière division avait intéressé le point d'insertion de la digitation aponévrotique. Un écoulement de sang peu considérable succéda aux incisions. On pansa avec la charpie sèche, puis on assujettit le petit doigt et l'annulaire dans l'extension à l'aide d'une machine appropriée et fixée sur le dos de la main.

Le jour de l'opération et la nuit suivante, peu et même point de douleur ; seulement gêne légère causée par l'extension continuelle ; le lendemain matin, le dos de la main est le siège d'un empâtement peu étendu, résultat de la compression de la machine, qui a été construite d'une manière assez grossière par un bandagiste peu habile.

Le 14 au matin, on substitue une machine confectionnée par M. Lacroix, et consistant en un demi cylindre de carton, terminé par quatre tiges métalliques, s'allongeant ou se raccourcissant à volonté, et surmontées d'espèces de dès pour embrasser l'extrémité des doigts. Le malade semble d'abord éprouver du soulagement, mais le soir, l'irritation se réveille, la douleur redouble, et la main est envahie par un gonflement général. Alors sans retirer la machine extensive, Dupuytren ordonne d'arroser constamment la main d'une solution d'eau froide et d'extrait de saturne. Sous l'influence de ces ablutions fréquentes, la douleur et la tension diminuent, et l'état du malade devient plus supportable.

Le 15. — On lève la charpie et on trouve la suppuration à peine établie ; la main est encore engorgée, et une douleur tensive, mais tolérable, se fait ressentir dans toute l'étendue des doigts redressés. On maintient la tension au même degré et on continue les fomentations saturnines.

Le 16. — Il n'y a plus qu'un léger empâtement de la main, une roideur dans les doigts ; la suppuration est complètement établie.

Le 17. — Les symptômes ont encore diminué d'intensité, et on peut augmenter la tension des doigts de quelques degrés sans déterminer de douleur. Enfin, les jours suivants, l'empâtement et la tension se dissipent, et les plaies marchent vers leur cicatrisation, mais d'une manière lente, à cause de l'écartement que produit entre leurs lèvres la position forcée dans laquelle la main est maintenue à dessein.

Néanmoins la cicatrisation est complète dans toutes les plaies le 2 juillet. Le mode suivant lequel elle s'est opérée doit être noté ; en effet elle a suivi une progression en rapport avec le degré différent d'influence que l'extension exerçait sur chacune d'elles.

Ainsi l'on vit successivement se former : 1° celle qui correspondait à l'articulation de la première et de la deuxième phalange du doigt annulaire ; 2° celle qui était vis-à-vis de la partie moyenne de cette même première phalange ; 3° celle qui était en rapport avec l'articulation métacarpo-phalangienne du petit doigt ; 4° celle enfin qui avait été pratiquée la première et qui correspondait à l'articulation métacarpo-phalangienne de l'annulaire. Au reste le malade a conservé l'usage de la machine extensive pendant plus d'un mois, afin de s'opposer au rapprochement et à l'affrontement des bords des sections aponévrotiques et d'en obtenir la cicatrisation isolée. Lorsqu'on enlève la machine on voit que le malade peut facilement fléchir les doigts, et qu'il n'en est empêché que par la roideur dans laquelle l'extension continuelle tient les articulations. Mais cette roideur sera bientôt dissipée dès qu'on permettra au malade de se livrer à quelque mouvement.

Le 2 août. — M. L... ne porte plus la machine extensive que la nuit, et déjà ses articulations commencent à prendre un léger degré de souplesse, qui fait juger que l'usage des tendons fléchisseurs est resté intact, et que, dans quelque temps, les mouvements des doigts seront rétablis dans leur état naturel.

Observation XII

Proposition du débridement de l'aponévrose palmaire dans la rétraction permanente des doigts (thèse d'Avignon de Morlac, 1832).

L'individu qui fait le sujet de cette observation est un cocher d'environ 40 ans. Depuis plusieurs années, il voyait ses doigts se retirer vers la paume de la main ; l'annulaire était surtout rétracté. Lorsqu'il vint à la clinique, les doigts étaient tellement inclinés qu'ils ne se trouvaient plus qu'à la distance d'un pouce et demi de la paume de la main ; la peau de la paume formait des plis dont la concavité était tournée vers les doigts.

Si l'on étendait les phalanges, on apercevait une espèce de corde se dirigeant du doigt à la paume de la main. La maladie existait dans les deux mains. Le diagnostic ne pouvait être douteux.

Le malade assis sur une chaise, M. Dupuytren saisit la main droite et fit exécuter des mouvements aux doigts ; on vit manifestement la tension de l'aponévrose ; alors avec un bistouri courbe, il pratiqua des incisions demi-circulaires, l'une à la base de l'annulaire, afin de couper les deux prolongements latéraux et digitaux de l'aponévrose palmaire qui se rend à ce doigt ; l'autre à un pouce et demi au-dessous de la première dans la paume de la main, pour faire une seconde section de ce prolongement digital, et la séparer par sa base du corps de l'aponévrose palmaire.

Ces incisions terminées, l'annulaire a presque aussitôt repris sa position normale ; il n'y a qu'une petite quantité de sang de répandue. Le malade s'étant trouvé très faible M. Dupuytren a remis à un autre jour l'opération de la main gauche. Le pansement a été dirigé d'après la méthode adoptée dans le traitement du marchand de vin, et le malade est aujourd'hui parfaitement guéri.

L'opération de Dupuytren semble donc avoir été suivie de succès ; mais nous ne savons pas, comme dans la plupart des cas, si l'amélioration a été durable, c'est là une lacune qui existe dans presque toutes les observations publiées sur ce sujet.

Malgaigne opéra par le même procédé un autre marchand de vin atteint de rétraction des deux derniers doigts, il sectionna les brides, mais il ne put obtenir le redressement des doigts. « Lorsque, dit-il (1), la première année où je dirigeai un service à l'hôpital, je rencontrai un marchand de vin porteur d'une rétraction par brides des deux derniers doigts, confiant dans ce que j'avais appris, je coupe la bride sur la première phalange, puis sur la deuxième, mais je ne puis redresser ; j'y employai toute ma force et ne réussis pas davantage. J'appliquai alors une longue attelle sur la face palmaire de l'avant-bras et de la main, et mon attelle étant insuffisamment matelassée, j'exerçai une pression directe et continue sur l'angle de la flexion ;

1. *Leçons d'orthopédie.*

j'eus bientôt des eschares au bout des doigts. Bref, il me fallut abandonner le malade avec sa rétraction et les cicatrices résultant de mes tentatives. Ce sont là des observations qu'il faut faire connaître, et, plus favorisés que moi, vous saurez maintenant, messieurs, que non-seulement on ne peut redresser qu'incomplètement et ne rendre qu'imparfaitement l'usage des doigts dans les cas anciens, mais encore que l'on peut échouer tout à fait. »

Malgaigne a échoué avec l'opération de Depuytren; mais ne peut-on pas se demander si toutes les brides ont été sectionnées? On est frappé en effet dans ce procédé de la multiplicité des incisions transversales nécessaires au redressement complet des doigts.

Nous avons vu dans l'observation XI que Dupuytren, pour éviter ces nombreuses incisions, essaya de combiner en quelque sorte la section sous-cutanée à son procédé opératoire; il glissa son bistouri transversalement et profondément au-dessous de la peau, mais ce fut en vain; il fut obligé, pour arriver à dégager entièrement le petit doigt, de faire trois incisions transversales. Ces incisions multiples semblent surtout nécessitées non pas seulement par les brides aponévrotiques elles-mêmes, mais par les tractus très résistants reliant cette aponévrose à la peau. Peut-être Malgaigne n'en a-t-il pas fait un nombre suffisant.

Ces incisions transversales multiples ont un grave inconvénient, c'est de donner lieu à des accidents inflammatoires aigus. On a souvent vu ces nombreuses sections qui, par l'extension des doigts, laissent des plaies transversales, à ciel ouvert, béantes et dont les lèvres s'écartent de plus en plus avec l'extension, être suivies d'inflammations sousaponévrotiques, d'inflammations des gaînes tendineuses, de suppurations diffuses et de fusées purulentes. On a pu, il est vrai, combattre ces accidents par des irrigations d'eau froide ; c'est là le cas du marchand de vin (obs. XI) ; et Bérard dit qu'on les prévient à peu près en soumettant pendant plusieurs jours la main opérée à l'irrigation continue d'eau froide.

Bien que ces complications ne se présentent pas dans tous les cas (obs. VI), ce n'en est pas moins là une mauvaise recommandation en faveur du procédé de Dupuytren. Ajoutons en outre que le tissu cicatriciel de toutes ces incisions peut, en se rétractant, ramener, à lui seul, l'affection primitive. En présence de ces inconvénients, on ne sera pas étonné de voir cette opération presque complètement abandonnée aujourd'hui.

C'est pour remédier aux inconvénients de ces incisions multiples et transversales, tant au point de vue des complications inflammatoires possibles que de la rétraction secondaire produite par le tissu cicatriciel, que Goyrand d'Aix propose le procédé suivant, qui, disons-le de suite, présente de grands avantages sur le précédent.

Une incision longitudinale, dit Goyrand, sera faite sur chaque bride préalablement tendue, les lèvres de cette incision seront écartées, et s'il y a adhérence, détachées par quelques coups de bistouri de la surface des cordons fibreux ; et ceux-ci mis à découvert de cette manière dans toute leur longueur seront coupés en travers ; si on craignait de léser les tendons fléchisseurs, on pourrait aisément glisser une sonde cannelée sous chaque corde avant de la diviser ; si ces brides en passant au devant des premières phalanges y envoient un prolongement, on coupera au-dessus et au-dessous de ce prolongement; si la section des cordons fibreux laisse dans la plaie des lambeaux flottants, on les excisera. L'opération terminée, les doigts seront mis et fixés dans l'extension, et les incisions de la peau seront réunies par première intention.

On voit que ce procédé permet de sectionner les brides d'une manière plus sûre et plus complète que celui de Dupuytren; l'incision longitudinale sur le trajet de la bride, remplaçant les petites incisions transversales, permet de manœuvrer plus à l'aise, de couper complètement les nombreux tractus qui vont de la peau à l'aponévrose, d'exciser même une portion des brides; on peut même faire ce qu'avait en vain essayé Dupuytren, glisser transversalement le bistouri sous la peau si cela est nécessaire pour achever la section d'une bride. En un mot nous voyons dans ce procédé de nombreux avantages, avantages qui dès son apparition l'a fait reconnaître, tout au moins théoriquement, supérieur à ceux qui avaient été employés jusqu'alors.

Mais ce ne sont pas là les seuls points qui le rendent préférable à la section sous-cutanée et à l'opération de Dupuytren; la réunion peut se faire par première intention; les cicatrices longitudinales ne risquent pas d'être déchirées par l'extension des doigts comme lorsqu'elles sont transversales. Ajoutons que n'ayant que peu ou pas de tissu cicatriciel, la rétraction secondaire est moins à craindre.

M. Polaillon fait remarquer que l'opération telle que Goyrand l'a décrite ne suffit pas toujours; quand on a par exemple à enlever des brides accompagnées de fibromes, l'incision simple de la peau ne permet pas de manœuvrer à l'aise. Aussi M. Richet a-t-il modifié le procédé dans un cas de ce genre ; après avoir fait une incision longitudinale sur le trajet de la bride, il fit, à chacune des extrémités de cette incision, deux autres petites incisions perpendiculaires à la première ; il obtint ainsi deux lambeaux cutanés en forme de volets qui permirent d'exciser plus facilement tout ce qui empêchait l'extension.

Mais dans la majorité des cas l'opération de Goyrand est suffisante ; elle peut du reste être facilement modifiée comme on vient de le voir, suivant les diverses circonstances qui peuvent se présenter. Nous donnons comme témoignage des bons résultats obtenus à l'aide de cette méthode, l'observation suivante.

Observation XIII

A... Nicolas, âgé de 55 ans, ancien huissier, entre le 16 octobre 1879 à l'hôpital Lariboisière, salle Saint-Augustin, dans le service de M. Dr L. Labbé.

Il a toujours joui d'une bonne santé et n'a jamais eu d'atteintes de goutte ou de rhumatisme. Depuis quelques années seulement il se plaint d'attaques d'asthme. Il a exercé le métier d'huissier pendant vingt-quatre ans ; il a beaucoup conduit et avait l'habitude de tenir les guides de la main gauche et le fouet de la droite.

Ce n'est qu'en 1876 qu'il s'est aperçu d'un changement survenu dans sa main gauche ; il éprouva de temps en temps des douleurs quelquefois assez vives et remarqua que l'extension des doigts devenait de moins en moins complète. Il constata en outre deux saillies dans la paume de cette main, l'une intermédiaire au pli médian et au pli inférieur, l'autre située entre le pli inférieur et la racine des doigts. A partir de cette époque, la flexion augmente de plus en plus, l'usage de la main devient de plus en plus restreint, et au mois de juillet 1879 la flexion atteint pour ainsi dire son maximum.

Voici dans quel état on le trouve à son entrée à l'hôpital : (fig. A) à l'exception du pouce, tous les doigts sont fléchis, mais ils le sont à un degré différent. C'est à l'auriculaire que la lésion est le plus avancée ; la flexion est tellement prononcée que l'ongle s'enfonce, pour ainsi dire, dans la peau de la paume de la main ; il y a même subluxation des phalanges.

La rétraction va en décroissant progressivement vers le pouce ; l'annulaire est un peu moins fléchi, le médius l'est encore moins, et enfin l'index ne présente qu'un degré extrêmement léger de flexion. Quant au pouce, il a conservé la liberté de ses mouvements. Les doigts sont donc pour ainsi dire échelonnés en partant du petit doigt et en allant vers le pouce. La seconde phalange est fléchie sur la première ; la phalangette est libre. La peau n'a pas changé d'aspect.

Depuis un an environ il a remarqué que la main droite se prenait à son tour ; à son entrée, on n'observe que les deux saillies que nous signalions plus haut, au début de l'affection, à la main gauche. Ces deux saillies siègent également, l'une entre les deux plis inférieurs de la paume de la main, l'autre au-dessous du pli inférieur, et sont surtout accentuées au niveau du médius et de l'auriculaire. La flexion très peu prononcée affecte surtout le médius. Disons de suite qu'en février 1882, nous revoyons le malade et que la rétraction de cette main n'a pas augmenté, ou du moins d'une manière si peu sensible que le malade ne s'est aperçu ni d'une plus grande déformation, ni d'un usage plus difficile de sa main. Il se plaint seulement de douleurs semblables à celles qu'il éprouvait dans l'autre main avant l'opération, douleurs survenant surtout par les temps froids et humides.

Opération. — Une opération à la main gauche est résolue et exécutée le mardi 11 novembre 1879. Voici en quoi elle consiste :

Une première incision verticale est faite depuis la ligne d'incision de l'arcade palmaire superficielle jusqu'à l'union de la première avec la seconde phalange de l'annulaire. A ce niveau, il est facile de constater que la bride que l'on trouve au-dessous n'est point une dépendance de l'aponévrose palmaire ; cette dernière en effet apparaît au-dessous brillante et resplendissante.

Une seconde incision est faite sur la face palmaire du petit doigt ; cette dernière, bien moins longue que la précédente, n'a guère plus de deux centimètres. Dans ce point les parties sont si intimement unies que la gaîne de l'auriculaire est ouverte et que l'on aperçoit à nu le tendon du fléchisseur.

Enfin une troisième et dernière incision porte sur le côté interne du médius et part de la grande incision primitive.

En un mot, toutes les incisions sont faites sur la saillie des brides. Ces incisions permettent de sectionner toutes les brides maintenant les doigts dans la flexion.

On maintient les doigts dans l'extension sur une planchette et on emploie le pansement de Lister. — Le jour même de l'opération et les jours suivants : temp. matin. 36°,5 ou 36°,6 ; soir 37°. Cette température se maintient jusqu'au 23. Ce jour, réaction considérable : 39°,5 le soir ; 39°, le 24 au matin. En enlevant l'appareil, on constate des traînées de lymphangite sur le bras. Applications de collodion sur tout le bras. La température baisse, et toute trace de lymphangite a disparu trois jours après.

Le 10 décembre. — Les plaies sont complètement cicatrisées. Chose remarquable : pendant toute la durée du pansement on n'a pas constaté la moindre trace d'inflammation des synoviales de la main, bien que celle du petit doigt ait été ouverte.

A partir du 10, les doigts qui jusqu'alors ont été maintenus sur une planchette, sont absolument dans la rectitude. On cherche alors à leur rendre des mouvements qui sont assez faciles, sauf pour le petit doigt, dont les surfaces articulaires, subluxées par la rétraction ne permettent ni d'obtenir l'extension complète de l'articulation de la première phalange avec la seconde, ni d'imprimer de grands mouvements à cette articulation.

Au 1er janvier, une grande partie des mouvements sont revenus.

Nous avons revu l'opéré au mois de février 1882. Voici dans quel état nous avons trouvé ses mains (fig. B) :

La main droite, celle qui n'a pas été opérée, est restée à peu près dans le même état depuis deux ans ; la flexion n'a pas augmenté d'une manière sensible et les mouvements sont restés normaux.

A la main gauche, l'annulaire et le médius restent sans effort de la part du malade, dans une extension complète ; on aperçoit sur leur face palmaire des sillons formés par les cicatrices des incisions, principalement au niveau de l'auriculaire. Les articulations métacarpo-phalangiennes de ces deux doigts ont conservé toute leur mobilité ; il n'en est pas de même des articulations de la première avec la deuxième phalange dont les mouvements sont restés très limités.

Quant au petit doigt, nous avons vu qu'au moment de l'opération on n'a pu obtenir l'extension complète de la seconde phalange sur la première à cause d'un certain degré de subluxation des surfaces articulaires ; aussi les résultats semblent-ils tout d'abord moins satisfaisants que pour les autres doigts ; cette luxation a persisté ; les mouvements de l'articulation de la première avec la deuxième phalange sont très limités, et le doigt ne peut être porté dans l'extension complète. Mais si l'on songe que avant l'opération l'ongle de ce doigt touchait la peau de la paume de la main et que les tissus étaient tellement adhérents entre eux que la gaîne du tendon a été ouverte, on ne peut nier une grande amélioration, amélioration relativement aussi satisfaisante qu'aux autres doigts.

L'index qui au moment de l'opération présentait un très léger degré de flexion est resté à peu près dans le même état, sans modification appréciable.

Les fonctions des doigts, très limitées avant l'opération, sont redevenues aussi complètes que possible. Le malade peut maintenant porter des corps lourds tels que des seaux d'eau et saisir fortement les objets, toutes choses qu'il ne pouvait faire avant l'opération.

Sa main qui était par le fait de la rétraction devenue pour ainsi dire inutile, lui rend aujourd'hui les plus grands services, et le malade lui-même se plaît à reconnaître les bénéfices incontestables qu'il a retirés d'une intervention chirurgicale.

En Allemagne, où l'on est peut-être plus partisan qu'en France de l'intervention chirurgicale dans les cas de rétraction de l'aponévrose palmaire, Madelung de Bonn, dans un mémoire (1) auquel nous avons déjà fait allusion, loue beaucoup le procédé de Busch et lui attribue de véritables succès.

On taille, dit-il, un lambeau de peau triangulaire, dont la base vient tomber dans le sillon qui sépare le doigt fléchi du creux de la main, et dont le sommet aigu se termine au niveau du point le plus élevé de la paume qui se trouve distendu lorsque le doigt est dans l'extension la plus complète. On dissèque le lambeau à partir de la pointe en comprenant autant de tissu cellulaire sous-cutané qu'il est possible de faire. Par cette dissection, les innombrables cordons qui relient l'aponévrose aux téguments étant coupés, le doigt se laisse un peu étendre. Après des tentatives d'extension, on sectionne progressivement un à un, à petits coups de bistouri, dans toute l'étendue de l'aponévrose palmaire mise à nu, les faisceaux fibreux exerçant une résistance trop grande.

Comme le lambeau cutané se rétracte, on ne réunira les angles inférieurs de la plaie que si les sutures ne risquent pas de tendre la peau d'une façon exagérée.

L'opération se pratique presque sans hémorrhagie. Après un léger bandage, on met la main en écharpe, sans que le patient fasse aucun essai pour conserver son doigt dans la position d'extension.

1. *Die Actiologie und die operative Behandlung der Dupuytrensshen Fingerverkrümmung.* Madelung de Bonn (Berlin, Klin. Wochens. 1875. 12 et 19 avril. Nos 15 et 16).

Les douleurs sont peu intenses, et ordinairement il n'y a pas de fièvre.

C'est seulement lorsque les surfaces seront entièrement granuleuses qu'on pourra faire exécuter au doigt quelques tentatives timides d'extension. On commencera par placer dans la main des cylindres de bois de grosseurs différentes, et plus tard on appliquera une attelle dorsale. Les mouvements actifs et passifs seront entrepris pendant les manuluves nécessaires au nettoyage de la plaie.

La cicatrisation est complète au bout de trois ou quatre semaines.

Quand l'affection a envahi plusieurs doigts, on ne fera pas tout en une seule séance, mais on pourra, au moyen d'un seul lambeau triangulaire, sectionner les tractus fibreux qui fléchissent deux doigts.

L'âge avancé n'est pas une contre-indication, témoin le cas suivant :

Un homme de 66 ans, dit Madelung, assez misérable, habitant d'une maison de secours d'une petite ville voisine, vint à Bonn avec une rétraction permanente des 4e et 5e doigts de la main droite. Ne pouvant plus se livrer à aucun travail, il demanda à être opéré. L'opération eut lieu le 13 novembre 1872 par la méthode à lambeau en forme de coin. Le 7 décembre, la plaie était presque guérie ; on faisait l'extension sur une planchette lorsque le malade, fatigué de l'hôpital, s'en alla. Un an après, je rencontrai par hasard ce vieil homme. Sa main, depuis sa sortie de l'hôpital, était restée sans aucuns soins médicaux. Cependant tous les doigts de cette main pouvaient s'allonger d'une manière complète et uniforme ; ils étaient redevenus propres à toute espèce de travail.

On n'a jamais vu d'accidents consécutifs à cette opération ; une fois seulement, il y eut mortification du sommet du triangle cutané, et peut-être à la suite d'essais prématurés d'extension du doigt.

Des patients de la *Clinique de Bonn* ont été opérés avec succès par le procédé de Busch après avoir subi sans résultat les autres méthodes opératoires, et entre autres la section sous-cutanée. Les résultats ne sont pas amoindris par les années.

Jamais on ne s'est plaint de la cicatrice plus ou moins vaste de la paume de la main. On a observé des récidives, mais non pas à l'endroit opéré ; ainsi, chez un pianiste, il y eut récidive au bout de trois ans dans le petit doigt. Le petit doigt n'avait pas été opéré, et lors de l'opération, il était incurvé au niveau de son articulation métacarpo-phalangienne ; puis l'affection reparaissant, amena la flexion vicieuse du petit doigt au niveau de l'articulation de la première phalange avec la deuxième.

Nous devons donc également tenir compte de ces résultats. Du reste, le procédé de Busch pourrait être considéré comme une modification du procédé de Goyrand ; il repose du moins sur le même principe, et peut-être dans certains cas lui serait-il même préférable, lorsque par exemple il y a adhérence très intime et très étendue de la peau à l'aponévrose.

En résumé, nous pensons qu'il y a lieu d'intervenir dans la flexion des doigts et spécialement dans ces cas nombreux où la rétraction rend impossible pour le malade l'exercice de sa profession.

Tout à fait au début, et dans les cas que nous avons spécifiés, on pourra peut-être tirer quelque avantage des antiphlogistiques. Mais le point essentiel du traitement réside dans une intervention chirurgicale. Laissant de côté les méthodes d'extension forcée, nous aurons immédiatement recours à une opération sanglante.

En présence des résultats donnés par les différents procédés opératoires, on pourra, dans quelques cas, essayer la section sous-cutanée des brides avant de recourir à une opération plus sérieuse, mais sans promettre au malade des chances certaines de succès, ni au point de vue de l'opération en elle-même, ni au point de vue du résultat définitif. La méthode à laquelle on devra, selon nous, donner la préférence, est celle de Goyrand, soit telle que ce chirurgien l'a décrite, soit telle que l'a modifiée M. Richet, soit même le procédé de Busch, procédés que l'on choisira suivant les cas particuliers.

Nous pensons que dans beaucoup de cas une opération rendra au malade une main, on ne peut dire aussi habile qu'à l'état normal, mais capable de rendre les plus grands services, alors qu'avant l'opération son usage étant devenu très restreint.

Sans prétendre que, par le procédé de Goyrand, on ne puisse avoir de récidive (Obs. X), nous regardons les résultats comme beaucoup plus heureux que par les autres procédés ; et nous en donnons comme témoignage l'observation XIII. Au bout de deux ans, les doigts opérés n'ont aucune tendance à se rétracter de nouveau et l'usage de la main est redevenu aussi complet que possible. En somme, résultat des plus satisfaisants, résultat qui, peut-être, engagera les chirurgiens à intervenir un peu plus volontiers dans les cas de flexion permanente des doigts.

CONCLUSIONS

1° Les lésions anatomiques de la flexion permanente des doigts consistent non seulement dans l'épaississement et la rétraction de certains faisceaux de l'aponévrose palmaire, mais aussi dans la disparition du tissu graisseux souscutané et l'hyperplasie des tractus fibreux reliant la peau à l'aponévrose, principalement au niveau des plis cutanés et des brides. Il y a également épaississement plus ou moins considérable des fibres signalées par Goyrand, mais fibres dont on trouve les traces à l'état normal.

La peau n'est pas altérée, quoique très adhérente à l'aponévrose.

2° La rétraction palmaire paraît se développer de préférence chez les rhumatisants et les goutteux ; mais il est des cas dans lesquels on ne trouve pas trace de ces diathèses, et dont la cause paraît être purement traumatique.

3° Nous pensons qu'il y a lieu d'intervenir dans la rétraction palmaire. La récidive n'est pas fatale. On devra employer de préférence le procédé de Goyrand pour pratiquer la section des brides.

Imp. A. Derenne, Mayenne. — Paris, boulevard Saint-Michel, 52.

www.ingramcontent.com/pod-product-compliance
Ingram Content Group UK Ltd.
Pitfield, Milton Keynes, MK11 3LW, UK
UKHW020316220726
13923UKWH00003B/1177